做自己的营养师

科学饮食，远离误区

主　编　　潘　怡
副主编　　薛晓丹　沈文达　李丹丹
编　委　　李　威　解美秋　张　颖
单　位　　天津市疾病预防控制中心
　　　　　非传染性疾病预防控制所

U0339291

天 津 出 版 传 媒 集 团

天津科技翻译出版有限公司

图书在版编目（CIP）数据

做自己的营养师 ：科学饮食，远离误区 / 潘怡主编.
天津 ：天津科技翻译出版有限公司，2025. 1. -- ISBN
978-7-5433-4501-0

Ⅰ. R155.1

中国国家版本馆CIP数据核字第2024SL1739号

做自己的营养师：科学饮食，远离误区
ZUO ZIJI DE YINGYANGSHI：KEXUE YINSHI，YUANLI WUQU

出　　　版	天津科技翻译出版有限公司
出 版 人	方　艳
地　　　址	天津市和平区西康路35号
邮政编码	300051
电　　　话	（022）87894896
传　　　真	（022）87893237
网　　　址	www.tsttpc.com
印　　　刷	天津新华印务有限公司
发　　　行	全国新华书店
版本记录	880mm×1230mm　32开本　7.75印张　250千字
	2025年1月第1版　2025年1月第1次印刷
	定价：48.00元

（如发现印装问题，可与出版社调换）

我们每天离不开一日三餐，身体健康和日常饮食息息相关，因此，每个人都有必要学一些营养知识，这也是本书能和大家见面的原因。学习营养学的意义就在于让我们真正意识到，只有天天吃的食物才能补益身体，要想身体健康，就必须吃好每天三顿饭，而不是过分依赖药物或者盲目地服用保健品。

作为一名公卫医师和营养师，虽然不能像临床医生那样救死扶伤，但我可以用所学去帮助更多人不生病、少生病、晚生病，使其成为自己健康的第一责任人，拥有更高的生活质量。我尊重西医的循证医学理念，更看重中医的整体辨证思维，20余年的学习和实践让我坚信免疫力是每个人与生俱来的最好的医生，而免疫力的强弱又与自身的营养状况息息相关。当达到膳食平衡时，

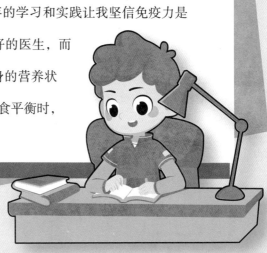

身体会处于良好的营养状态，食物中的能量会转化成身体的活力，让我们更有力量、更有精力，免疫系统也会更高效地工作；相反，如果吃了太多高能量、低营养的"垃圾食品"，而忽视了一日三餐及蔬菜、水果等天然食物的摄入，只会妨碍免疫系统的正常运转，甚至导致身体功能紊乱，而且过剩的食物也会堆积成"灾"，让我们变胖。

怎样抛开教科书上各种枯燥、晦涩的专业术语和定义，用通俗易懂的语言将科学实用的营养知识讲出来，让更多人从营养学中受益，是我一直以来都在思考的问题。真心希望本书所介绍的知识和方法能够帮助读者朋友们科学地选择食物，在享受美食乐趣的同时吃出健康、远离误区，做自己的营养师！

由于水平所限，书中难免有不足之处，敬请读者批评指正，愿与各位共同进步！

潘怡

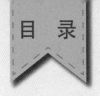

目　录

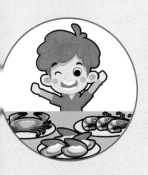

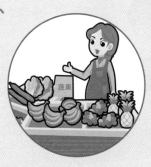

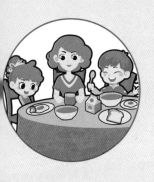

共同交流探讨
提升科学素养

智能阅读向导为您严选以下专属服务

 加入【读者社群】 与书友分享阅读心得，交流探讨知识与心得体会。

 领取【推荐书单】 推荐科普好书，助力提升科学素养。

操作步骤指南

微信扫码直接使用资源，无须额外下载任何软件。如需重复使用可再次扫码。或将需要多次使用的资源、工具、服务等添加到微信"收藏"功能。

扫码添加
智能阅读向导

第一部分

蛋白质、脂类和碳水化合物

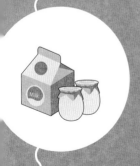

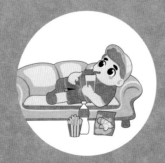

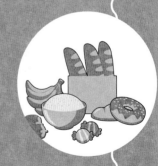

第 1 章

蛋白质

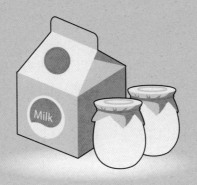

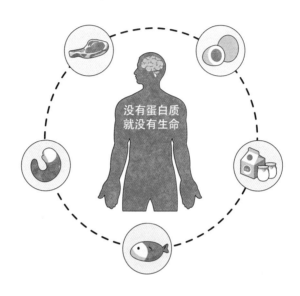

没有蛋白质就没有生命

　　蛋白质，是由荷兰科学家格利特·马尔德在1838年发现的。蛋白质是人体细胞、组织和器官的重要组成成分，是一切生命的物质基础，是人体组织更新和修补的主要原料。一切生命的表现形式本质上都是蛋白质功能的体现，可以说，**没有蛋白质就没有生命**。

　　在人体的组织中，如肌肉、心脏、肝脏、肾脏等器官，骨骼和牙齿、指（趾）甲、细胞（从细胞膜到细胞内的各种结构）均含有蛋白质。总之，蛋白质对人的生长发育非常重要，是人体不可缺少的构成成分。

002 蛋白质有什么功能?

人体内蛋白质的种类很多，性质、功能各异，在体内不断进行代谢与更新，发挥着重要的生理功能。

蛋白质的生理功能

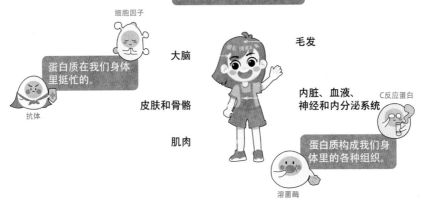

细胞因子

蛋白质在我们身体里挺忙的。

抗体

大脑

皮肤和骨骼

肌肉

毛发

内脏、血液、神经和内分泌系统

C反应蛋白

蛋白质构成我们身体里的各种组织。

溶菌酶

蛋白质构成体内各种重要的生理活性物质，包括：

1.**蛋白酶**，参与生化反应。

· 蛋白酶能**催化**体内物质代谢，具有促进食物的消化、吸收和利用的作用。

2.**激素**，激素可调节各种生理过程并维持人体内环境稳定。

3.**抗体**，抗体可抵御外来微生物及其他有害物质入侵。

4.细胞膜和血液中的蛋白质（如血红蛋白、转运蛋白等）担负着各类物质的**运输和交换**。

另外，血液的凝固、视觉的形成、人体的运动等都与蛋白质有关。蛋白质还可以供给能量，1g食物蛋白质在体内约产生3.99kcal（16.7kJ）的能量。

003 什么是氨基酸和肽？

　　氨基酸是蛋白质的基本构成单位，各种氨基酸按照一定的排列顺序由**"肽键"**连接起来**就成为不同类型的蛋白质**，这就好像我们小时候搭积木一样，不同颜色、形状各异的积木块以不同的搭配方式组合起来，可以搭出各种各样的结构。

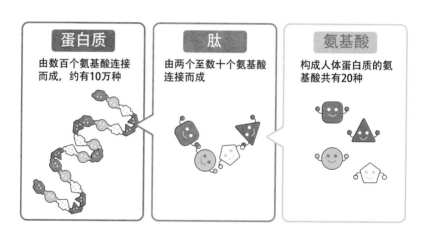

蛋白质	肽	氨基酸
由数百个氨基酸连接而成，约有10万种	由两个至数十个氨基酸连接而成	构成人体蛋白质的氨基酸共有20种

　　肽，是介于氨基酸与蛋白质之间的一种生化物质，它比蛋白质分子量小，比氨基酸分子量大，是一个蛋白质的片段。目前，已发现的自然界存在的氨基酸有300多种，其中**构成人体蛋白质的氨基酸只有20种**。

004 氨基酸有哪些分类?

人体自身不能合成或合成速度不能满足机体需要，必须依靠食物提供的氨基酸称为**"必需氨基酸"，共有9种，包括异亮氨酸、亮氨酸、赖氨酸、蛋氨酸、苯丙氨酸、苏氨酸、色氨酸、缬氨酸和组氨酸。**

组氨酸是婴儿的必需氨基酸。

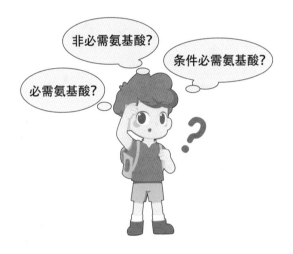

"非必需氨基酸"，即人体可通过自身合成或由其他氨基酸转化得到，不一定必须通过食物才能获得。这类氨基酸包括丙氨酸、精氨酸、天门冬氨酸、谷氨酸、甘氨酸、脯氨酸、丝氨酸等。

在特定条件下，由于合成能力有限或需要量增加，合成的非必需氨基酸不能满足身体需要，必须从食物中获取，这时非必需氨基酸就成为必需氨基酸，这种非必需氨基酸被称为**"条件必需氨基酸"**。比如，正常情况下精氨酸是非必需氨基酸，但在肠道代谢功能异常或严重生理应激条件下，精氨酸也成了必需氨基酸。

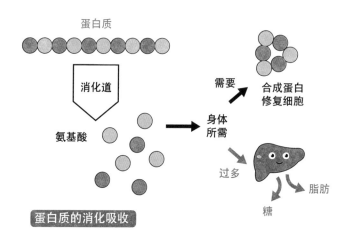

蛋白质的消化吸收

蛋白质，是由20种氨基酸像**"拼积木"**一样连接而成的，而蛋白质的消化吸收可以比作**"拆积木"**。

食物中的蛋白质经过胃肠道，分别在胃分泌的胃蛋白酶和胰腺分泌的胰酶的作用下被逐步分解，成为氨基酸。

氨基酸被吸收进入血液循环后，第一站经过肝脏——**人体的"中央化工厂"**，一部分氨基酸在这里被加工成代谢产物；另一部分随血液到达外周器官，被用作原材料合成新蛋白质。

约有30%的氨基酸用于合成肌肉蛋白，50%合成体液、器官蛋白，其余20%合成白蛋白、血红蛋白等。

各器官合成的新蛋白质具有以下功能：

1. 修复身体细胞。例如，长肌肉，维护皮肤、指甲健康。

2. 作为各种酶参与体内代谢。例如，乳酸脱氢酶、糖原磷酸化酶、脂肪酶等。

3. 作为免疫蛋白增强人体免疫力。例如，免疫球蛋白（IgG、IgA、IgM、IgD 和 IgE）。

如果被吸收的氨基酸在人体内合成有用的新蛋白质后仍有较多剩余，那么，多余的氨基酸也不会停留，它们无法在人体内储存。这些多余的氨基酸经过代谢转变为尿素、氨、肌酐，并通过尿液、汗水或其他途径被排出体外，或是转化为葡萄糖，储存在肝脏和肌肉，还可能转化为脂肪，储存在人体的内脏或者皮下。

这就是蛋白质在人体内复杂而又精妙的旅程，它们经过消化、吸收，再被合成新蛋白质，对我们人体的健康运转起到了关键的作用。

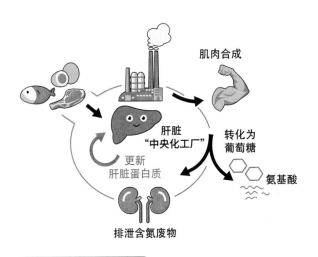

蛋白质在肝脏中的代谢

什么是氮平衡？

人体内的蛋白质不是一成不变的，而是始终处于不断分解和合成的动态平衡中，从而达成组织蛋白的更新和修复。我们每天摄入食物中的氮元素绝大部分都来自蛋白质，所以可以用每天进出身体的氮量来估计蛋白质在体内分解、合成、代谢的情况，营养学上将摄入蛋白质的量和排出蛋白质的量之间的关系称为氮平衡。氮平衡有零氮、正氮和负氮平衡3种情况。

零氮平衡。即摄入氮等于排出氮，说明体内蛋白质合成量和分解量处于动态平衡。一般的健康成人应维持在零氮平衡并富余5%左右。

正氮平衡。摄入氮大于排出氮，说明体内蛋白质合成大于分解。生长发育期的儿童青少年、孕妇、疾病恢复期的伤病员、需要增肌的运动员应保持正氮平衡，这些人群应尽量多吃含蛋白质丰富的食物。

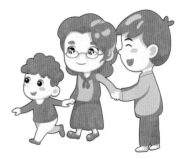

负氮平衡。摄入氮小于排出氮，说明体内蛋白质分解大于合成。饥饿（包括极端节食方法减肥的人群）、疾病（尤其是慢性消耗性疾病），以及老年期往往处于这种状况。蛋白质摄入不足就会导致身体消瘦、对疾病的免疫力降低、伤口难以愈合等。所以应尽可能减轻或改变负氮平衡，以保持健康、促进疾病恢复和延缓衰老。

什么是蛋白质互补作用？

一般来讲，动物性蛋白质有较高的品质，含有充足的必需氨基酸，而植物性蛋白质（除大豆蛋白）通常会有 1~2 种必需氨基酸的含量不足，如大米、面粉、玉米所含蛋白质的氨基酸中，赖氨酸含量较少。为了提高植物性蛋白质的营养价值，可以将两种或两种以上的食物混合食用，从而达到以多补少，提高膳食蛋白质营养价值的目的。这种**不同食物间相互补充其必需氨基酸不足的作用称为"蛋白质互补作用"。**

蛋白质吸收率比较

鸡蛋、牛奶
蛋白质吸收率 肉类蛋白质
吸收率 未进行精细加工的
植物蛋白质吸收率

当把谷类和豆类放在一起吃，谷类缺少的氨基酸正好被豆类多余的氨基酸所补充，形成了营养价值很高的蛋白质组合。而小麦、小米、大豆、牛肉单独食用时其蛋白质的利用率分别为 67%、57%、64% 和 76%，若将它们按一定比例搭配食用，蛋白质的利用率可高达 89%，这是因为肉类和大豆蛋白可以弥补米面蛋白质中赖氨酸的不足。

所以我们一直强调**食物多样**，每天尽可能多地吃不同种类的食物，不仅可以获得更丰富全面的营养素，还可以增加身体对这些营养的吸收利用。

1.肌肉虚弱或松弛。身体肌肉由肌动蛋白和肌凝蛋白两种类型的蛋白质组成，当身体缺乏蛋白质时，它们首先会被消耗，可能让人感觉虚弱、疼痛和痉挛。如大量运动，身体将利用肌肉作为燃料，这将导致肌肉张力减弱、肌肉量减少和关节支撑力减弱。

容易生病　　　容易疲劳　　　容易脱发　　　容易失眠

2.免疫力差。经常感冒生病，代表免疫不佳，可能就是缺乏蛋白质所致，因为免疫细胞都是由蛋白质组成的。若未摄取足够的蛋白质，免疫细胞就无法修复和快速繁殖，便无法对抗病菌。

3.体重减轻。蛋白质摄入不足不仅会导致体重减轻，还可能引起水肿。水肿累及腿和脚部，积聚过多液体而导致肿胀。

4.头发和指甲变化，伤口愈合减慢。头发和指甲由角蛋白构成，当蛋白质缺乏，指甲会变得容易破碎，头发会干燥失去光泽或脱发。胶原蛋白能保持皮肤弹性，身体有损伤时，如蛋白质缺乏就会愈合减慢。此外，皮肤还可能对阳光敏感，导致干燥、皮疹等。

5.失眠/注意力不集中。没有足够的蛋白质，褪黑激素的产生就会受到影响，最终会影响睡眠质量。另外，蛋白质经消化分解成的小分子氨基酸是形成神经传递物质和激素（两者均能影响情绪）的原料。缺乏蛋白质会导致情绪低落、注意力不集中等状况。

哪些人容易缺乏蛋白质？

1.妊娠期女性。女性在妊娠的早中晚期和哺乳期对蛋白质的需求量较大，优质蛋白质摄入不足，易导致营养摄入不均衡。

2.某些疾病患者。肝病患者和糖尿病患者也是蛋白质缺乏的高危人群。肝脏是合成血浆中蛋白的器官，血液蛋白水平过低易患低蛋白血症，增加心力衰竭和死亡的风险。而长期严格控制饮食的糖尿病患者不得不减少肉、蛋等优质蛋白的摄入。

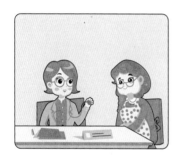 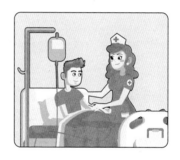

3.老年人。老年人消化功能衰退，吸收能力降低，不喜欢食用高蛋白食物，形成以蔬菜、米面等低蛋白食物为主的饮食习惯；而慢性疾病增加营养消耗，低蛋白血症发病率升高、药物副作用等问题进一步造成老年人蛋白质缺乏。另外，随着年龄的增长，老年人会患上"肌少症"，蛋白质缺乏促使该疾病恶化，减少老年人的寿命，肌少症也被列为老年人死亡的第6大因素。

4.围术期人群。围术期患者在手术全过程中蛋白质的分解会加速，术后伤口愈合需要大量的高质量蛋白质。术后身体处于应激状态，每日需保证1.5g/kg的蛋白摄入才能有效防止氮的丢失，相当于60kg体重的患者每天需补充90g蛋白质。

010 蛋白质补得越多越好吗？

蛋白质虽是人体重要的营养素，但并非吃得越多越好。因为：

1.代谢不掉，产生毒素。身体不储存氨基酸，摄入过多的蛋白质会导致多余的氨基酸被代谢转化为碳水化合物和脂肪。尤其是动物蛋白质，其中的氨、酮酸、铵盐、尿素过量，会产生毒素，对人体有副作用。

2.肝肾压力大。过量的蛋白质在分解过程中产生大量酸性物质，肝脏要费力地将这些代谢废物"打包"成低毒性的尿素，释放到血液中，最后由肾脏排出，而蛋白质的代谢过程本身就需要大量的水分，所以蛋白质过剩对肝肾的压力很大，若肾脏本身的功能已经受损，危害会更大。

3.骨质疏松、异常代谢风险。摄取蛋白质过多，使含硫氨基酸摄入过多，可能加速骨骼钙丢失，造成骨质疏松。在吃高蛋白食物时，难免同时摄入很多油、盐、糖，以及较多的动物脂肪和胆固醇，这不仅在无形中增加能量摄入，还可能导致血脂、血糖代谢异常。

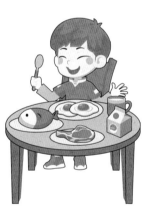

4.心脏病、癌症风险。食用过多蛋白质，还可能摄入过量同型半胱氨酸，而同型半胱氨酸摄入过多是心脏疾病的风险因素。研究发现，与摄入正常量蛋白质的人相比，摄入过多同型半胱氨酸的男性，发生心脏疾病的风险增加3倍。此外，食用蛋白质过多可能引发一些癌症，如结肠癌、乳腺癌、肾癌、胰腺癌和前列腺癌等。

011 蛋白质变性，该不该担心？

大家经常担心牛奶加热会导致蛋白质变性，那到底牛奶加热会不会导致蛋白质变性？有什么危害吗？

其实，市面上的牛奶都已经过杀菌处理，加热是为了使温度适合口感。我们摄入蛋白质是为了获得分解后的氨基酸，从蛋白质到氨基酸，蛋白质不仅要"变性"，还要被消化酶切成一个个肽和氨基酸。**通常所说的"变性"，是蛋白质失去了自然状态下的空间构型，将分子伸展开来，而方便了消化酶与蛋白质充分接触，有利于消化。**

蛋白质的变性一般不会影响氨基酸的数量和比例。正常的烹饪过程对蛋白质的消化吸收率影响很小。从某种角度来说，**经过加热后变性的蛋白质，其吸收率还会增加**。比如，鸡蛋中有胰蛋白酶抑制因子，加热后抑制因子被破坏，增加了蛋白质的消化吸收率。

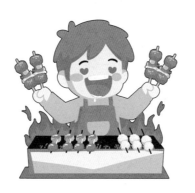

但是，当采取熏烤、煎炸的烹饪方式时，长时间的高温，尤其是烧烤，蛋白质被烤焦后，不仅发生了变性，还可能产生致癌物杂环胺。所以，**在补充营养的同时，还要选择正确的烹饪方式。**

每天应该吃多少蛋白质？

《中国居民膳食营养素参考摄入量（2023版）》推荐6~11岁学龄男孩每日蛋白质摄入35~55g，女孩为35~50g；12~17岁青少年男生每日需要蛋白质60~75g，女生为55~60g。

成年人每日蛋白质需要量可以粗略地记为，每日蛋白质摄入量应维持在自身体重的千克数乘以0.8~1（g）的范围内。比如，体重为50kg，每日摄入蛋白质40~50g较合适。

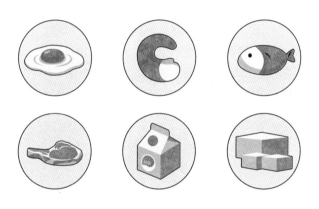

一般来说，每日饮食量为：**适量主食（250~400g），300mL鲜牛奶或等量的酸奶，1个鸡蛋，80~150g动物性食物（如瘦肉、鱼虾等）和50g左右豆制品**，就可以满足一天蛋白质需要。

人体内蛋白质种类很多,性质和功能各不相同。这些蛋白质由20种氨基酸按不同的比例组合而成,并在人体内不断地进行代谢与更新。

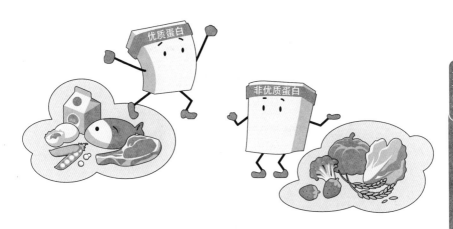

在营养学上,如果一种蛋白质所含的必需氨基酸种类齐全,数量充足,比例适当,则被称为"优质蛋白质"。优质蛋白质不仅可以维持成年人/老年人的身体健康,还能促进少年儿童的生长发育。

常见的优质蛋白质如蛋、奶、肉、鱼等动物性蛋白质以及大豆蛋白。每天摄入的蛋白质中,最好有50%以上为优质蛋白质。

第一部分　蛋白质、脂类和碳水化合物

014 蛋白粉和奶粉有什么区别?

蛋白粉的主要成分是蛋白质,如大豆分离蛋白和乳清蛋白,分别来自大豆和牛奶(乳清蛋白)。乳清蛋白的制作流程为:①制作发酵乳,如奶酪;②固体乳沉淀成其他奶制品;③逐一分离出乳清液;④将乳清液低温水解。如此,制成蛋白粉的最初原料。

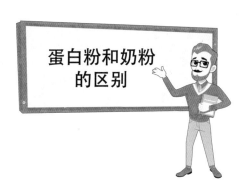

蛋白粉和奶粉
的区别

实际上,蛋白粉和奶粉的制作原理是一样的,只不过配方不同。奶粉的配方更为讲究,如第一阶段和第二阶段的要求就尤为严格。因为是给特定人群准备的,所以就算都叫作"奶粉",营养结构也会不一样。婴儿配方奶粉的目标是接近母乳,但以目前的科技无法使其替代母乳。

还有一些针对妊娠期女性、中老年人的蛋白粉,这些制作原理都一样,只是营养针对人群不同。蛋白粉对健身人群来说也只是强化某一种营养素(蛋白质)而已。注意,**蛋白粉不能替代饮食。**

015　蛋白粉的适用人群有哪些？

蛋白粉的作用就是补充蛋白质，不能替代正常饭菜，也不能治病、防病。蛋白粉适用人群，包括：

1.饮食不规律的工作达人。很多职场人士，总是奔波在路上，或是忙到夜半时分。这样的节奏，想按时好好吃饭，简直是奢望。蛋白粉虽不能代替一顿饭，但饿的时候喝一杯，还是好过不吃饭。

2.孕期、哺乳期女性。对于孕期和哺乳期的女性，好好吃饭很重要。但早期的孕吐，孕中期的口味改变，都可能导致孕妇吃得不够。这时可以考虑吃点蛋白粉，弥补饮食的不足。

3.特殊患者。如厌食症、肠胃吸收功能差和大型手术患者等，由于身体处于特殊状态，需多补充蛋白质，可适量饮用蛋白粉。但有肝肾疾病的人，饮食一定要遵循医嘱，不要随意使用蛋白粉来补充营养。

5.食欲不振的老年人。很多老人消化不良或牙口不好，食欲减退，吃不动饭。时间长了，会造成营养不良，精神、体力严重下降。这时，蛋白粉的优势就体现出来了：容易下咽，食用简单，不费牙。

4.高强度训练的健身人士。健身人士为了增肌，不仅要练得狠，也要吃得多。虽说多吃点肉蛋奶也能达到目标，但相比之下，蛋白粉更加便捷。运动后随手冲一杯，可比煎鸡胸、煮鸡蛋简单多了。

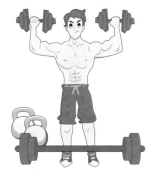

哪些人群不适宜食用蛋白粉？

有些人疑问，**普通人能吃蛋白粉吗？能吃，但不必要。**儿童青少年也是，虽然在身体生长发育阶段会需要很多蛋白质，但如果平时饮食能够做到合理膳食，食物品种多样，使身体获得全面、充足的营养，并维持良好的身体健康状况，也不进行高强度的体力训练，就没必要额外补充蛋白粉。那哪些人群不适宜食用蛋白粉？

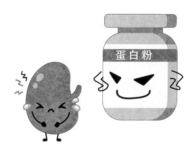

1. 3岁以下的孩子不宜吃。母乳是婴儿最好的营养品，即使出于一些原因不能母乳喂养，也应该选择相应月龄或年龄的配方奶粉，而不应该食用蛋白粉。因为蛋白粉的蛋白质组成不适合幼龄儿童，也不利于儿童消化吸收，儿童食用以后有可能出现呕吐、腹泻或过敏。

2. 肾衰竭患者不宜食用。因为减少氮质的摄入，可以减轻尿毒症症状及改善酸中毒，故此类患者不适宜服用蛋白质粉，而是需要优质低蛋白饮食。

3. 肝昏迷、肝硬化晚期的患者不宜食用。供给过多蛋白质会增加肝脏负担，加剧病情，且蛋白质在体内代谢会产生较多的氨，会诱发或加重肝昏迷。

胶原蛋白是皮肤组织的主要蛋白质成分，具有保湿、抗损伤、修护的功能。但随着年龄增长，胶原蛋白在不断流失，到40岁，皮肤胶原蛋白含量已不到18岁时的50%了。越来越多的女性会服用含胶原蛋白的保健食品，以达到延缓衰老的目的，那效果如何呢？

口服胶原蛋白的效果众说纷纭，**胶原蛋白保健品吃了没效果应该庆幸，如果效果显著反倒危险，因为其中很可能添加了雌激素。**而过多摄入雌激素会增加患乳腺增生和乳腺癌的风险。

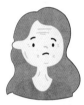
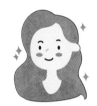

那多吃富含胶原蛋白的天然食物呢？也是效果甚微。因为胶原蛋白和其他蛋白质没有本质区别，蛋白质进入人体后被分解为氨基酸，进入细胞的氨基酸，主要被用来重新合成人体蛋白质，使人体蛋白质不断更新和修复。所以说，胶原蛋白在身体内不能被直接利用、能不能再重新组装成胶原蛋白也无法确定，更不确定是否如我们所愿的准确到达皮肤。

那么难道就只能眼睁睁地看着胶原蛋白流失而无能为力吗？好消息是，可以通过补充另一种营养素来促进体内胶原蛋白的合成！——那就是**维生素C**。

更重要的是，每天食物多样，营养均衡，要有充足的蛋白质摄入，不吸烟，也要避免二手烟，规律作息，保证充足的睡眠，外出时做好防晒，**养成健康的生活方式**，从而延缓胶原蛋白的流失。

我要补充胶原蛋白。

对不起，我帮不了你。

猪蹄

猪蹄。猪蹄可是老牌的美容食品了，猪蹄中的确有胶原蛋白。但是，**吃胶原蛋白并不意味着长胶原蛋白**。如前文所讲，胶原蛋白是大分子物质，不能被直接吸收。也就是说，吃进去的胶原蛋白，不可能定向地跑到皮肤中去。一个女生拳头大的猪蹄（带骨）中有6g胶原蛋白，但吃下这个猪蹄能量却达到了260kcal（约为1088kJ）。这么多能量需要以7km/h的速度，跑半个小时才能消耗掉。**吃猪蹄，补得最多的是脂肪**，如果是高糖、高油的红烧做法，能量简直爆炸。想靠吃猪蹄美容？你可能会变成红光满面的胖子……

银耳。不含胶原蛋白。只有动物性食品里才有胶原蛋白，银耳是植物，完全不含胶原蛋白。那银耳煮出来黏乎乎的，很有胶质感的东西是什么呢？这种黏稠的物质，叫作**银耳多糖，属于可溶性膳食纤维**。它可以促进肠道理想微生物菌群的形成。且持水性能非常好，可以和透明质酸（玻尿酸）媲美。夏天喝一些银耳羹，虽然不能补充胶原蛋白，但对于补充水分和可溶性膳食纤维，还是有好处的。

谷类包括大米、小麦、玉米、小米、燕麦等，谷类蛋白质含量为8%~12%，谷类蛋白质不属于优质蛋白质（其中，人体必需氨基酸含量不足，例如，大米和面粉中缺乏赖氨酸），但是，谷类作为我们的主食，摄入量比较高，所以，**谷类蛋白质也是膳食蛋白质的重要来源。**

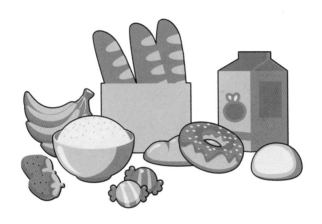

谷类含有丰富的碳水化合物，是日常生活基础性的膳食能量来源。每天主食粗细搭配，如大米/白面搭配全谷物、杂豆、薯类食物，还可以为我们提供充足的B族维生素、不饱和脂肪酸、矿物质和膳食纤维。

注意，大豆类食物富含谷类蛋白缺乏的赖氨酸，是与谷类蛋白质互补的理想食品。如此，做到食物多样，就可以在蛋白质摄入种类充分的前提下，获得谷类食物中各种丰富的营养物质。

第一部分　蛋白质、脂类和碳水化合物

020 绿豆有营养吗?

《中国学龄儿童膳食指南(2022)》中,建议6~17岁儿童青少年每人每天吃30~100g全谷物和杂豆。绿豆是杂豆的一种,有很高的营养价值。

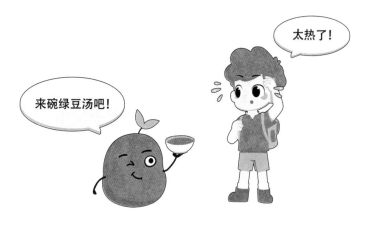

炎炎盛夏来上一碗绿豆汤,清热又解暑。绿豆的营养价值有:

1. 绿豆具有高蛋白、低脂肪的优点,并且富含膳食纤维。可增加饱腹感、预防便秘。

2. 绿豆含有丰富的多酚类物质。多酚具有很强的抗氧化活性,对缓解餐后血糖的上升速度和预防糖尿病也有一定帮助。

3. 绿豆皮含有类黄酮物质。类黄酮对心血管健康有益,还有一定的抗癌活性。

虽然,绿豆中的蛋白质含量较为丰富,可它缺乏蛋氨酸,此时谷类食物因富含蛋氨酸可补齐不足。所以,绿豆(富含赖氨酸缺乏蛋氨酸)和谷物(富含蛋氨酸缺乏赖氨酸)巧妙搭配,如绿豆大米粥,营养更全面,同时也做到了粗细搭配。

021 黄豆有哪些营养？如何让孩子爱吃豆制品？

黄豆是植物蛋白质界的"明星"。黄豆的营养价值很高，富含蛋白质、不饱和脂肪酸、钙、钾和维生素 E。其蛋白质含量是等量瘦肉的2倍、鸡蛋的3倍、牛奶的12倍，还含有谷类蛋白缺乏的赖氨酸，是与谷类互补的佳品。

另外，大豆异黄酮具有抗氧化的作用；大豆甾醇具有降低胆固醇、抗炎、防癌、降血脂等多种生物活性；大豆卵磷脂具有延缓衰老、预防心脑血管疾病的作用等。

《中国居民平衡膳食宝塔（2022）》建议每天食用大豆（包括黄豆、黑豆、青豆）25g 或相当量的豆制品。

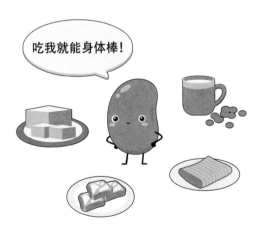

吃我就能身体棒！

豆制品有很多种类，如白豆腐、豆腐皮、豆腐干、腐竹、豆腐脑、豆浆等。豆制品可采取炒、炖、蒸、煮、凉拌等烹饪方式，可以和肉类、海鲜、蔬菜等搭配，如豆腐馅儿、白菜豆腐汤、豆腐鱼汤、芹菜腐竹等。

第一部分　蛋白质、脂类和碳水化合物

空腹吃肉会浪费蛋白质吗？

　　肉类，包括鱼类都是高蛋白食物，几乎不含碳水化合物，除了大约70%的水分和少量矿物质以外，其余成分就是蛋白质和脂肪。

　　当身体需要能量时，如果没有足够的碳水化合物，就不得不分解蛋白质。不吃含淀粉的食物，**空腹食用大量富含蛋白质的食物，不仅会浪费蛋白质，也不利于胃肠健康。**

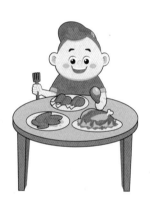

　　如果空腹只吃肉而不再吃其他食物，那么就会使动物蛋白摄入过多，偶尔一餐、几餐地这样吃可能不会有大碍，但经常这样吃就会造成人体酸碱平衡失调，增加患肠胃病、糖尿病、心血管疾病和痛风等疾病的风险。

鱼和豆腐一起吃有怎样的互补作用?

1.鱼和豆腐可以使蛋白质摄入更均衡。鱼和豆腐都富含优质蛋白质，并且所含氨基酸比例各有侧重，两者一起食用，可以取长补短，提高营养价值。

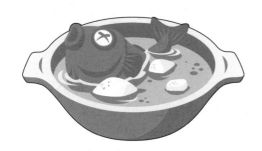

2.鱼和豆腐一起吃，有助于促进豆腐中钙的吸收。豆腐中虽然含钙多，但单独吃并不利于人体吸收，鱼中丰富的维生素D具有一定的生物活性，可以提高人体对钙的吸收率。

3.鱼和豆腐均有降低胆固醇的作用。鱼类含有较多的不饱和脂肪酸，豆腐含有大量大豆异黄酮，一起吃对于心脑血管疾病防治有益。

因此，鱼和豆腐一起吃，可以提高蛋白质的营养价值，还能促进钙吸收，并有助于预防心脑血管疾病。

024 动物性食物应该吃多少？

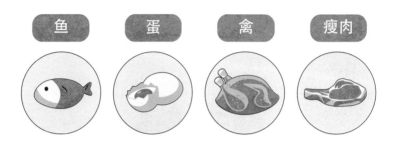

鱼　蛋　禽　瘦肉

鱼、蛋、禽、瘦肉等都是优质蛋白和微量营养素的重要来源，但肉类脂肪含量普遍较多且提供的能量也高，还含有较多的饱和脂肪酸和胆固醇，尤其是肥肉和动物内脏，摄入过多会增加肥胖和患心血管疾病等慢性病的风险，建议**一般人群每天摄入120~200g动物性食物：鱼类40~75g，畜禽肉类40~75g，蛋类40~50g。**

当然我们不太可能每天都吃那么多种肉，但无论你吃哪种动物性食物，平均每天的量不要超过3两（150g），最好能吃两种以上肉类，适量增加水产品摄入，每周吃两次鱼。

鱼比畜禽肉易于消化。鱼类肌肉组织中肌纤维细短，组织柔软细嫩，比畜、禽肉更易于消化。鱼类含有较多的不饱和脂肪酸，有些鱼类还富含EPA（二十碳五烯酸）和DHA（二十二碳六烯酸），适量摄入对预防血脂异常和心血管疾病有一定作用。**虾的营养价值较高**，富含蛋白质、多种维生素和矿物质，脂肪含量较低且多为不饱和脂肪酸。虾中的镁对心脏活动具有重要的调节作用；维生素、钙、磷脂等对儿童、孕妇也有很好的营养作用。

什么是"红肉""白肉"？哪种更有营养？

红肉是指烹饪前颜色是红色的肉，如猪、牛、羊肉等。**红肉的蛋白质和脂肪含量均较高**，平均为 10%~20% 和 15%。牛羊肉的蛋白质含量比猪肉高，脂肪含量比猪肉少。维生素主要以 B 族维生素和维生素 A 为主。**红肉是膳食铁的良好来源**，含量高且以血红素铁的形式存在，消化吸收率高，女生可多吃一些红肉，以补充经期流失的铁。需注意，红肉含有较多的饱和脂肪酸和胆固醇。

白肉是指颜色为白色的肉，如鱼、虾、蟹、贝类，鸡、鸭、鹅肉等。**白肉的脂肪含量较低且多含不饱和脂肪酸，对预防血脂异常和心脑血管疾病有益**。鱼虾类脂肪含量 1%~10%，禽类脂肪含量 9%~14%。鱼类不饱和脂肪酸多为 ω–3 系，在海水鱼中含量比淡水鱼高，富含 EPA 和 DHA。

所以，**红肉和白肉都属于优质蛋白质，各有特色，但都不宜过量摄入**。摄入过多的蛋白质会增加肾脏的负担还可能造成钙的流失。按照《中国居民膳食指南（2022）》推荐，一个正常健康的成年人，每天所需肉类的总量为 80~150g，大约相当于一拳头的量，应该**合理地分配到一日三餐中**。

孩子不爱吃肉怎么办？

有的孩子消化功能差，吃肉之后不舒服，所以不爱吃肉；有的则是对肉烹饪后的口感不喜欢，挑食不爱吃。面对这些问题，怎么办？

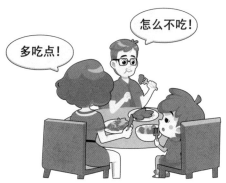

1. 让孩子逐渐养成吃肉的习惯。如果孩子从小不爱吃肉，可以在他爱吃的食物中加入肉泥、肉末等，让孩子的消化系统和味觉都逐渐适应，再适量增加，循序渐进。

2. 选择孩子喜欢的方式制作，增加孩子的食欲。在烹饪的过程中可使用淀粉、嫩肉粉等让肉的口感更加细腻。但要注意，**煎炸、烧烤的烹饪方式要少选择，**家长需要把好关。如果孩子不喜欢肉的腥味，可在烹饪过程中辅以葱、姜、蒜、香料等调味品，或洋葱等食材进行调味，掩盖肉类的腥味，提高口感。还要尽量少吃加工肉制品，如腌肉、熏肉等。

3. 还可以多吃鸡蛋和牛奶等增加蛋白质的摄入。要小心孩子因为不爱吃肉引起的蛋白质缺乏的问题，因为蛋白质缺乏可能出现生长发育迟缓、体重减轻、身材矮小、容易疲劳、免疫力降低、贫血、病后康复缓慢、智力下降等状况。

肉吃多了会影响大脑发育？

大脑的发育受到很多因素的影响，当然膳食营养也是其中一个方面。健康的饮食可以为大脑发育提供足够的物质基础。相关研究表明，**蛋白质与大脑的记忆活动关系密切，参与脑代谢，可提高大脑功能活动的效率。**

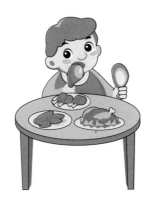

《中国居民平衡膳食宝塔（2022）》推荐平均每天摄入禽畜肉类 40~75g。但不能因为肉类含优质蛋白质就不限量地多吃。要合理、适量地摄入各种肉类，如果肉吃得太多可能加速钙的流失，不利于生长发育。

因此，肉吃多了影响大脑发育的说法是不正确的，如果长期不摄入蛋白质，没有合理搭配食物，反倒可能影响智力。孩子的生长发育需要充足的蛋白质、钙、铁、锌等营养素，所以孩子不应该只吃素。**只有合理膳食，荤素搭配，适量摄入肉类和蔬菜等，才能保证身体健康，充满活力。**

第一部分　蛋白质、脂类和碳水化合物

肉的营养价值在哪里？在肉汤里吗？

很多人觉得在煮汤的过程中，肉中的营养成分会溶到汤中。其实，在煮炖过程中，肉中的脂肪会部分转化为液态浮于表面，B族维生素和游离氨基酸也会溶于汤中，但是这些物质在汤中的量仅占全部肉很小的一部分。肉中的大分子蛋白是不能溶解的，骨头中的钙、铁等元素也仍以化合物的形式存在。因此，即使是文火炖出的汤，营养价值也不高，只喝汤摄入的营养仅为原食物的10%~12%，**大部分的营养还保留在肉块中。**

那汤就一点也不值得喝吗？不，要分情况。

1. 对于健康成年人来说，认为喝汤的营养价值大于吃肉是错误的。 只喝汤，食物中的营养素不能得到充分利用，无法补铁、补钙，蛋白质也不能充分摄入。

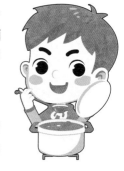

2. 对于部分儿童和老人，术后体质虚弱、肠胃和消化功能不好的人来说，肉汤是不错的选择。 肉块常常不易消化，而肉汤进食难度小，喝汤还可以改善食欲。肉汤虽不及肉本身营养丰富，但也有少量的营养素能快速被人体吸收，有助于增强体质或促进康复。需注意的是，喝汤也不要过量，以免影响正常正餐，加重胃负担。

3. 痛风患者和"三高"人群喝汤尤其要控制进食量。 肉汤中嘌呤含量高，钠盐和脂肪含量也不少，有基础性疾病的人群需注意。

多吃肉也会营养不良吗？

很多人觉得肉是优质蛋白质的来源，因此可以多吃。研究也表明，我国居民膳食模式中，猪肉的摄入量所占比例较高。但是，吃肉过多也可能引发营养不良，带来一些健康问题。

营养不良

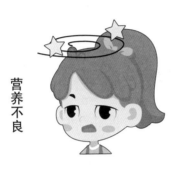

1.吃肉过多可能导致缺钙。摄入过多的蛋白质会增加尿钙的排出。相关研究发现，膳食中适量的蛋白质有助于钙的吸收，但是，当膳食中蛋白质摄入过多，钙的吸收率反而降低，尿钙排泄增加，可能引起钙的缺失，造成骨质疏松等疾病。

2.摄入过多饱和脂肪增加心血管疾病的风险。各种动物肉类，尤其是红肉，如猪肉、牛肉和羊肉，其脂肪中含有大量的饱和脂肪。有大量研究表明，红肉摄入过多会增加患心血管疾病、癌症等疾病的风险。

3.吃肉过多可能导致便秘。肉类中纤维素含量很低，如果大量食用，排泄物在胃肠道中的移动会非常缓慢，消化时间延长，导致便秘。

烤肉、炸鸡、熏鱼可以经常吃吗？

烘烤、油炸、熏制，都是日常可见的食品加工方法，这些方法制作的食物往往别具风味，很多人都青睐有加，爱吃烤肉、炸鸡等，认为这也是补充了蛋白质，那这就可以多吃吗？答案是否定的。

1.高温烘烤，可能产生多环芳烃。 食物在烘烤过程中，由于烘烤温度过高，有机物受热分解，再经各种化学反应，会形成有害的多环芳烃类物质，而且燃料中的烟尘也会直接污染食品。

2.高温油炸，可能产生杂环胺。 油炸食品中，油在高温下反复使用，可以使油脂氧化分解，分解产物又可环化、聚合，从而产生杂环胺类物质，都会对人体健康产生潜在危害。

3.熏制食物亦可能含有有害物质。 有些熏制方法，在制作过程中会使鱼、火腿等食物直接与燃料或烟尘接触，同样会使食物中多环芳烃含量过高。

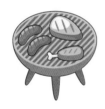 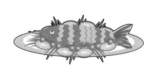

因此，这类食物虽然美味，还是要控制食用频次，少吃一些。同时也要多吃蔬菜、水果，与其他食物合理搭配。重要的是，要选择适宜的食物制作条件，烘烤时选用优质焦炭或用电热，严格控制烘烤温度和时间；油炸要注意油温，煎炸用油不反复使用。另外，在食用这类食品时，如发现有很重的油烟、烤焦或烤煳现象，就不要轻易食用。

031 | 每天吃几个鸡蛋最好？

答案是，每天吃一个全蛋，最好。

《中国居民平衡膳食宝塔（2022）》对于鸡蛋推荐摄入量的建议为：平均每天一个（40~50g）。

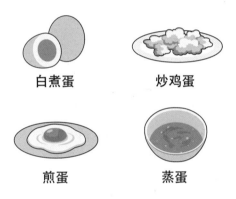

白煮蛋　　　　　　炒鸡蛋

煎蛋　　　　　　蒸蛋

鸡蛋是一种营养价值很高，且所含营养素相对全面的食物。尤其是蛋黄中的维生素种类齐全，包括所有的B族维生素，维生素A、维生素D、维生素E、维生素K，以及微量的维生素C，另外，矿物质钙、铁、锌、硒的含量也很丰富。

鸡蛋经济实惠、易得，蛋黄和蛋白中的氨基酸组成都近乎完美，很容易被人体利用。如果寻找优质蛋白和高吸收率的食材，那鸡蛋就是不二之选。

另外，很多人不爱吃蛋黄，或不爱吃蛋白，这都不是明智的吃法，将蛋白、蛋黄一起吃，才是对的。

032 红皮蛋、土鸡蛋更有营养？

现如今，市场上的鸡蛋品种丰富，如土鸡蛋、柴鸡蛋、乌鸡蛋等，散装蛋也分红皮的、白皮的。很多人都说红皮鸡蛋要好过白皮的，农家蛋比普通鸡蛋营养价值高……

其实，红皮蛋蛋壳的颜色取决于其中含有的**卵壳卟啉**，这是由鸡的基因决定的，有些品种的鸡不能产生卵壳卟啉，而这种物质对人体的营养价值为零。

从营养学的角度来看，红皮蛋和白皮蛋的营养成分含量差别并不大。例如：

土鸡蛋和普通鸡蛋相比，蛋白质、碳水化合物、胆固醇、钙、锌等含量略高一些，而脂肪、维生素A、维生素B_2、烟酸、硒等含量略低，其他营养素含量差别不大。有的土鸡蛋胆固醇含量高可能与蛋黄所占比例较大有关（表1）。

因此，红皮蛋、土鸡蛋更有营养的说法证据不足。

所以，**不要纠结蛋壳的颜色，不要迷信价格，也不要困惑于名称，只要是新鲜的鸡蛋就是有营养的。**

还有，记得最好的烹调方法就是水煮鸡蛋。

表1　白皮鸡蛋、红皮鸡蛋和土鸡蛋营养素含量比较
（每100g可食用部分）

食物名称 营养素	白皮鸡蛋	红皮鸡蛋	土鸡蛋
蛋白质（g）	12.70	12.20	14.40
脂肪（g）	9.00	10.50	6.40
碳水化合物（g）	1.50	0.00	5.60
胆固醇（g）	585	–	1338
维生素A（μgRAE）[*]	310	138	199
维生素E（mg）	1.23	0.84	1.36
维生素B_1（mg）	0.09	0.05	0.12
维生素B_2（mg）	0.31	0.11	0.19
烟酸（mg）	0.20	–	–
钙（mg）	48	44	76
镁（mg）	14	11	5.00
铁（mg）	2.00	1.00	1.70
锌（mg）	1.00	0.38	1.28
硒（mg）	16.55	13.83	11.50
铜（mg）	0.06	Tr	0.32
锰（mg）	0.03	0.01	0.06

[*]注：μgRAE=植物性维生素A活性IU值/20。IU是医学效价单位。

资料来源：《中国食物成分表标准版（第6版第二册）》，2019年。

033 关于鸡蛋的几个小问题

如果有人告诉你蛋黄或蛋白难以消化，那你一定要纠正误解。

鸡蛋的氨基酸组成很完善，蛋白质、脂肪都容易被人体吸收。不管是处于生长发育期的儿童、青少年，还是妊娠期女性、哺乳期女性，或者是身体虚弱、营养欠佳的病患，都可以享受鸡蛋带来的营养好处，每天吃1个全蛋，很好。

即使是"四高"人群，高血压、高血糖、高血脂、高尿酸患者，每天吃1个鸡蛋也没问题。因为其中的蛋白质很优质，且鸡蛋中的钠不高、糖很少、嘌呤也很低。即使吃了2个以上，也没问题，这要看你的整体饮食，还吃了哪些其他食物。

那么，有没有人应该少吃鸡蛋呢？有的。

1.鸡蛋过敏人群，不适合吃鸡蛋。鸡蛋是世界卫生组织认定的八种导致人类过敏的食物之一，多见于婴幼儿。如果有过敏史，就应该避开鸡蛋和各种含有鸡蛋成分的食品。

2.胆囊炎患者，应尽量少吃蛋黄。胆囊炎患者必须限制胆固醇摄入，不仅要尽量少吃蛋黄，也要少吃动物性脂肪。不妨选择富含膳食纤维和豆固醇的豆制品，作为膳食蛋白质的主要来源。

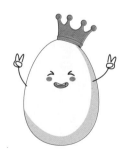

蛋黄胆固醇高，吃鸡蛋要不要吃蛋黄？

　　鸡蛋富含优质蛋白质，蛋黄是天然的抗氧化剂。很多人担心的问题就在于蛋黄中的胆固醇。蛋黄，到底该不该吃？

　　有人认为鸡蛋中的胆固醇会增加心脑血管负担。研究表明，饱和脂肪比胆固醇更可能增加人体内胆固醇，而每天吃一个鸡蛋可将脑卒中风险降低12%。

　　一个鸡蛋约含胆固醇200mg，但吃进去的胆固醇不一定会影响血清胆固醇。血清胆固醇主要有两个来源：①自身合成，每天＞1000mg；②人体摄入，只占体内合成胆固醇的1/7～1/3。当胆固醇吃多了时，身体会减少自身合成胆固醇来维持血清胆固醇的相对稳定。研究还发现，人群中2/3的人对鸡蛋胆固醇不敏感，其胆固醇水平不会因吃蛋摄入的胆固醇而有大的波动。

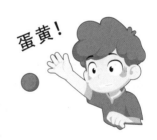

蛋黄！

　　《中国居民膳食营养素参考摄入量（2023版）》已不再对膳食胆固醇限制，但《中国血脂管理指南（2023版）》却指出成人每日胆固醇摄入量应不高于300mg，即使这样，健康人每天吃一个鸡蛋也是适宜的，它带来的营养益处远大于其含胆固醇高的影响。健康成人能有效调节内源性胆固醇合成，使血脂维持在正常水平，但是，代谢性疾病人群的调节合成能力受到影响，因此要控制膳食胆固醇摄入。

　　高血脂及患有代谢性疾病的人可以不吃蛋黄，但最好还是要吃蛋白。蛋白的其他营养素虽不及蛋黄，其中的蛋白质还是很宝贵的。

第一部分　蛋白质、脂类和碳水化合物

035 柴鸡蛋和土鸡蛋才是更好的鸡蛋？

因为是散养鸡生的蛋，柴鸡蛋或土鸡蛋常被认为是更美味、更营养和更安全的。但真相是，**柴鸡蛋和土鸡蛋价格更高，却不一定更好**。

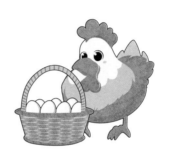

1. 营养。从营养上来说，《中国食物成分表标准版（第6版第2册）》的数据告诉我们，相比普通鸡蛋：①柴鸡蛋和土鸡蛋的蛋白质、碳水化合物、胆固醇、钙、锌等含量略高；②脂肪、维生素A、烟酸等含量略低。但是，这些营养上的差异是非常小的。

2. 味道。大部分人觉得柴鸡蛋和土鸡蛋更好吃，这可能是因为散养鸡在大自然中吃虫子、鸡食，会有一些脂溶性物质的味道成分转移到鸡蛋中，有了不一样的风味。如果你觉得这些散养鸡下的蛋好吃，当然可以买。但如果只是为了所谓的好营养，实在没有必要。

3. 安全性。散养鸡比起正规现代化养殖场里的养殖鸡，更容易受到致病微生物感染。特别是所谓的"农家土鸡蛋"，十分不建议拿来做溏心蛋。

鸡蛋能不能和豆浆一起吃？

误导性的说法是这么认为的——因为豆浆中有胰蛋白酶抑制剂，会抑制肠道中的胰蛋白酶活性，然后影响鸡蛋中蛋白质的消化吸收，进而降低了鸡蛋的营养价值。

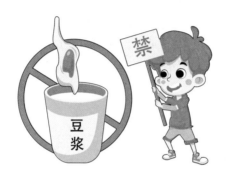

事实上，大豆中确实含有胰蛋白酶抑制剂，会抑制胰蛋白酶的活性，影响蛋白质的消化吸收。但是，我们喝的都是煮熟的豆浆，胰蛋白酶抑制剂遇热不稳定，经煮沸**6分钟**后就失去活性了，并不能再抑制蛋白质的消化。**因此，鸡蛋和豆浆搭配不但没有消耗蛋白质，反而能够互相取长补短。**豆浆含有优质蛋白质，但是蛋氨酸含量较少，而鸡蛋中蛋氨酸含量高，这两种一起吃能提高整体蛋白质的营养价值。

所以，早餐喝豆浆时，请任意搭配白煮蛋、茶叶蛋、荷包蛋，喜欢就好。不过，拿烧开的豆浆冲生鸡蛋除外，**切记，鸡蛋是冲不熟的。**

第一部分 蛋白质、脂类和碳水化合物

037 毛鸡蛋能吃吗?

剥开毛鸡蛋(简称"毛蛋")就会发现,毛蛋里蜷缩着一只未成熟的小鸡。其实,毛蛋就是没有完全孵化的蛋。

觉得有点重口味?确实,毛蛋就是一种"爱的人非常爱,不爱的人听到都反胃"的怪异食物。毛蛋加热做熟之后,其中会有一些汤汁、凝固的蛋白,以及一些成型的小鸡器官,至于营养和功效,没什么特别。如果有猎奇之心,倒是可以试试看。但提醒大家,最好在正规的店吃,街边小摊大多是无法保障卫生的,而毛蛋本就更容易感染细菌。

038 咸鸭蛋的营养与鸡蛋相比怎样?

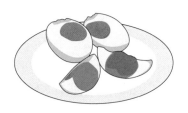

除了个头比鸡蛋略大一些,脂肪和磷的含量比鸡蛋多一些,**鸭蛋的营养成分与鸡蛋大体相当**。鸭蛋可以为我们提供优质易吸收的蛋白质,还富含磷、锌、硒等多种矿物质,同时能补充一定的维生素A、维生素B族和食物中少见的维生素D。

裹上泥、浸入水、裹上面糊、蘸上盐密封……腌制鸭蛋的方法五花八门。但本质上,就是一个让盐渗入蛋壳、蛋白和蛋黄的过程。这个过程中,鸭蛋中一些矿物质的含量还会有所增加。

039 流油的鸭蛋黄，流出的都是脂肪吗？

　　腌制前后鸭蛋中的脂肪含量并没有发生改变。只是随着盐渗入到蛋黄里，蛋黄中的亲水基团和亲油基团分离，**脂肪游离出来，许多肉眼不可见的小油滴，聚集成了亮汪汪的大油滴**。完整的鸭蛋中，蛋黄流出的油并不是腌制时添加的。一颗鸭蛋的重量约70g，含脂肪约9g，其中饱和脂肪约3g，偶尔吃一颗，这个脂肪含量也还可以接受。但是，许多咸蛋黄馅的点心，在馅料炒制过程中加入了大量的油，在购买的时候要注意看营养成分表，选择脂肪含量较少的。

040 咸鸭蛋最好少吃？

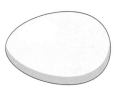

90g咸鸭蛋
含盐量约为 6g

　　对，因为它咸。一颗大一点、腌得久一点的咸鸭蛋，钠含量可以达到2000mg，已超过了每天的钠参考摄入量1500mg。所以，**建议和别人分食一个咸鸭蛋，并有意识地减少当天其他的钠摄入**。另外，只吃蛋黄不吃蛋白，这样做也确实没什么问题。因为，一颗蛋主要的营养成分集中在蛋黄；其次，蛋黄中较多的脂肪可以阻碍盐的渗透和扩散。而蛋白中脂肪含量少，水含量高，会渗入更多的盐。

041 吃生鸡蛋健康吗?

随着日式餐厅的兴起,大家经常能看到食用生鸡蛋的情况,如日式蛋浇饭。简单做法就是把生鸡蛋打在热腾腾的米饭上拌着吃。但我们平时买到的鸡蛋适合生吃吗? 生吃鸡蛋会有健康问题吗?

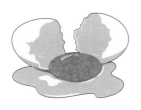

1.生食鸡蛋,小心沙门氏菌感染。

首先,生鸡蛋易受致病菌污染,尤其是沙门氏菌。沙门氏菌会导致头疼、恶心、腹痛、腹泻等,严重食物中毒者需就医。生食鸡蛋的标准要求沙门氏菌不得检出,而市面上(包括超市、菜场等)的普通鸡蛋根本达不到生食的级别。所以,避免沙门氏菌感染的方法就是彻底烹饪鸡蛋至全熟,不生吃鸡蛋。

2.生食鸡蛋,小心消化不良。

生鸡蛋中有抑制胰蛋白酶活性的抗胰蛋白酶,使鸡蛋中的大量蛋白质无法被人体消化吸收。经蒸、煮、炒的鸡蛋,蛋白质消化吸收率均在95%以上,而生吃鸡蛋仅为50%左右。生鸡蛋中还有一些会和人体内生物素发生反应的成分,阻碍生物素吸收从而导致生物素缺乏。高温加热后,抗胰蛋白酶等物质失去活性。因此,煮熟的鸡蛋有利于蛋白质的消化吸收。

042　半熟的鸡蛋能吃吗？

有些人认为半熟的鸡蛋会比熟的鸡蛋更有营养，因为他们感觉鸡蛋一旦熟了，里面的蛋白质就发生变性，营养价值就降低了。而半熟的鸡蛋，营养价值不会被破坏，那这种说法有根据吗？半熟的鸡蛋能吃吗？

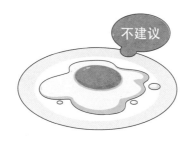

其实，温泉蛋、溏心蛋等，并非全熟透的鸡蛋，这就面临食品安全隐患。鸡蛋没有熟透，即温度没有达到，那么沙门氏菌就不能被完全杀灭，致病菌感染的风险就增加了。

那怎样的鸡蛋才是熟透了的呢？日常生活中，**可以把"蛋黄完全凝固"当成鸡蛋"熟透"的标志。鸡蛋的凝固温度大概在62℃。**

鸡蛋最适合的吃法是蒸、煮、炖、少油煎，或者做蛋花汤。低龄儿童、高龄人群、妊娠期女性、哺乳期女性、胃肠道疾病患者不适合生食鸡蛋，避免食物中毒的风险。

所以半熟鸡蛋除了好吃以外，对人体的健康可以说是弊远大于利。日式菜肴中的生鸡蛋拌饭、熟牛肉蘸生蛋黄是出自他们的饮食习惯，从健康的角度，大家不宜盲目效仿。

043 牛奶的营养价值有哪些？

　　奶类是一种营养成分丰富、组成比例适宜、易于消化吸收、营养价值高的天然食品。坚持饮奶有利于青少年的生长发育，促进全人群骨骼健康，增强免疫力。所以，不仅是婴幼儿[①]、青少年需要饮用奶，建议任一年龄段的人群都养成每日饮奶的习惯。

　　建议每人每天喝奶300mL，可以选择鲜奶（300mL）、酸奶（300mL）、奶粉（40g左右）或奶酪（30g）。

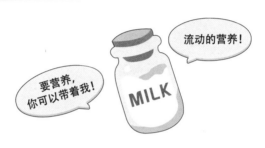

　　常见的奶源有牛奶、羊奶等，牛奶的消费量最大。牛奶的好处有：

　　1.牛奶蛋白质的氨基酸组成比例接近人体氨基酸比例，**消化吸收率高。**

　　2.牛奶中的碳水化合物主要是乳糖，**乳糖能促进钙、铁、锌等矿物质的吸收。**

　　3.牛奶中富含的钙、磷、钾易于被人体吸收，**是膳食钙的最佳来源。**此外，牛奶还含有脂肪、维生素 A、维生素 D、维生素 B_1、维生素 B_2 等营养成分。

---

① 　除六月龄内婴儿的母乳外，没有任何一种食物可以满足人体全部的营养需求。因此，应坚持六月龄内纯母乳喂养。配方奶是不能纯母乳喂养时的无奈选择。

牛奶临睡前喝最好？

很多人说，牛奶必须在晚上临睡前喝，才能将它的营养作用发挥到最大？

其实，在不同时间段喝牛奶是没有实质性差别的，根据自己的日常习惯去安排就好。

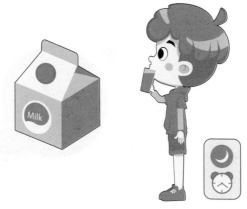

睡前喝奶的注意事项有：

1.睡前喝奶太多可能影响睡眠。 睡前一杯温牛奶有一定的安神助眠作用，但对于爱起夜的人来说，睡前喝这一杯会加重夜尿频次，反而影响睡眠质量。

2.将牛奶适度加热。 高温和低温都或多或少会影响牛奶的营养价值。老年人、胃肠功能弱的人应喝温热的牛奶，最好用水浴加热（倒入杯中、锅中等容器隔水加热），鲜奶不要超过70℃（也可倒入锅中用火加热，温热即可，不要煮沸），酸奶不要超过40℃。

高钙奶补钙效果更好吗？

　　高钙奶，是指钙含量更高的奶，是额外添加了钙质的牛奶。其原料也是普通牛奶，只是在生产过程中额外添加了一些钙，如碳酸钙和乳钙。

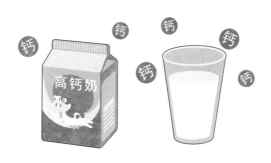

　　一般来说，每100mL普通牛奶中的钙含量是90~120mg。而高钙奶的钙含量大多在130~150mg。这样看来，高钙奶的钙含量确实高于普通牛奶。其实，牛奶本身就是一种含钙量丰富的食品，其中1/3的钙是以游离状态存在，可被直接吸收；另外2/3的钙结合在酪蛋白上，会随着酪蛋白的消化而被释放出来，同样易吸收。而高钙奶中除了正常牛奶中的钙含量，额外添加的钙都是一些其他形式的**人工钙，其吸收率远远低于牛奶中的天然钙。**

　　由此可见，高钙奶中多出来的这部分钙，吸收效果并不是那么理想。所以，也就没有必要过分追求高钙奶了。此外，钙的吸收还要**维生素D**的支持，而**常晒太阳有利于机体合成维生素D**，所以，在天气好的时候增加室外活动，不仅可以锻炼身体，还可以促进钙的吸收。

脱脂奶、低脂奶更健康吗？

一些三高人群或怕胖的人，常常会对脂肪含量高的食物敬而远之，在选择牛奶时也会倾向于选择脱脂奶或低脂奶，那么这两类牛奶真的比全脂奶更健康吗？

一般市面上全脂牛奶的脂肪含量约为3%，低脂奶为1%~1.5%，脱脂奶为0.5%。以《中国居民膳食指南（2022）》推荐的每日至少300ml牛奶为例，一般全脂牛奶的脂肪含量为9g，低脂牛奶为4.5g，脱脂牛奶为1.5g。即使是把每天喝的牛奶全部换成脱脂奶，也只节约了7.5g脂肪。这些脂肪其实对健康的影响并没有想象中那么大。

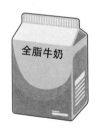 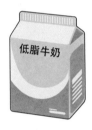 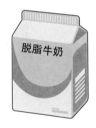

并且，**牛奶在脱脂的过程中，会损失一些重要营养物质**。如维生素A、维生素D、维生素E、维生素K等脂溶性维生素含量大幅降低；而水溶性维生素和矿物质的含量也明显减少；牛奶脂肪中的共轭亚油酸含量也有所减少，研究表明共轭亚油酸可消除人体的内脏脂肪，有抗癌和保护心脑血管的作用。

所以，**如何选择牛奶还要根据自己的健康状况和年龄等考虑**。如果是健康人群，尤其是青少年还是建议选择全脂奶，患有高脂血症等疾病或肥胖的人群可以选择脱脂奶或低脂奶。

第一部分　蛋白质、脂类和碳水化合物

047 如何辨别乳和乳饮料？

　　市面上各种包装的牛奶和乳饮品让我们眼花缭乱，一些商家更是玩文字游戏，商品名中或"乳"或"奶"，混淆视听，让人分不清哪些是真正的牛奶，哪些是含乳饮料……那么，该如何辨别？

酸乳　　　　发酵乳　　　风味酸乳　　风味发酵乳

乳酸菌饮品　　　乳酸饮料

　　1.产品类型。奶产品一般都会标注巴氏乳、灭菌乳或调制乳（调制乳是奶量占80%以上，再添加其他原料或食品添加剂或营养强化剂制成的液体产品，本质上还是奶类），而饮料则会注明含乳饮料、乳味饮料等。大家要注意仔细识别包装上的标注。

　　2.食品配料表。食品原料的排列顺序是按照其在产品中的含量来确定的。灭菌乳的配料表一般只有生牛乳，这就是名副其实的奶；调制乳的配料表除有生牛乳，还增加了水、糖、食品添加剂等；而含乳饮料配料表的第一位一般是水，其次是炼乳、糖、奶粉。

　　3.营养成分表。奶的蛋白质含量要达到2.3g/100g以上，其中调制乳≥2.3g/100g，巴氏乳和灭菌乳≥2.8g/100g。含乳饮料其蛋白质含量达到1.0g/100g就可以。

孩子不爱喝奶怎么办？

《中国居民膳食指南（2022）》推荐每人每天500mL牛奶或奶制品，有助于骨骼健康。所以，孩子要养成从小喝奶的习惯。

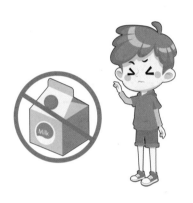

但有的孩子不喜欢牛奶的味道而排斥喝奶。怎么办呢？

1.换种类。奶制品种类多样，我们也可以选择酸奶、奶酪等；如果不喜欢常温奶（采用超高温瞬时杀菌技术，保质期6~9个月），可选择巴氏奶（采用巴氏杀菌法，保质期7~15天）。

2.换品牌。如果不喜欢某个品牌的口感，就多尝试几个品牌，挑出自己喜欢的口味。

3.用牛奶来制作食物。如用纯牛奶代替水，制作包子、馒头、蒸糕、蒸蛋等；用奶酪来制作比萨、蛋饼、肉丸等；还可以在酸奶中加入自己喜欢的水果粒制作水果酸奶，或者放入破壁机制成奶昔。

在尽量保证每天奶制品摄入的同时，也不要觉得牛奶对身体健康有益，就拿牛奶当水喝，每天摄入过量也会有肥胖等风险。

第一部分 蛋白质、脂类和碳水化合物

有人认为空腹不能喝牛奶，觉得在饥饿状态下喝牛奶，牛奶中的蛋白质就会变成能量，造成蛋白质资源的浪费。实际上，牛奶中含有4.5%的乳糖和3%的脂肪，这些营养素都可以起到供应能量的作用。此外，牛奶中的B族维生素，有助于人体将脂肪和碳水化合物变为能量。所以，**不必担心空腹喝牛奶会造成蛋白质的浪费。**

还有人认为空腹喝牛奶会让蛋白质在胃中结块，导致消化吸收不好。其实，牛奶中的"酪蛋白"具有遇酸沉淀的特性，会结成小块，这与牛奶发酵成酸奶是一个原理，这种沉淀并不会影响消化。

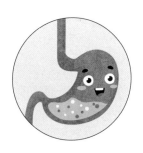

也有人认为牛奶属于流食，空腹喝的话会因为胃排空过快，不利于营养的吸收。其实，**胃蠕动只是消化蛋白质的第一步，小肠才是真正的吸收场所。**尤其在来不及吃早饭的时候，喝点牛奶还是比什么都不吃有利于健康的，不仅可以缓解饥饿，补充营养成分，还有助于预防胃病和胆结石。

另外，由于牛奶的渗透压比较高，导致水分子进出细胞受阻，补水效果不如水好，所以建议早晨在喝牛奶之前先喝水。需注意的是，如果喝牛奶后腹胀、腹泻，那么确实不宜空腹喝大量牛奶，每次喝奶时吃点谷类食物，少量多次地喝。

050 低温酸奶和常温酸奶，选哪种更好呢？

酸奶是以生牛乳或奶粉为原料，经杀菌、发酵制成。牛奶中的乳糖经过发酵变成乳酸，不会在胃肠道产气引起不适，十分适合乳糖不耐受人群，而且酸奶酸甜的口感也受到很多人的喜爱。

近几年常温酸奶开始流行，那么问题来了，传统的低温酸奶和常温酸奶，选哪种好呢？

常温酸奶又叫饮用型酸奶，它是在酸奶发酵后，再次加热灭菌，最后封装在利乐包中的产品。相比于常温酸奶，**需2~6℃冷藏存放的传统低温酸奶才是真正含有活性乳酸菌的产品。只有活性乳酸菌才能发挥调节肠胃的功能。**

从营养价值来看，低温酸奶相比常温酸奶，蛋白质、脂肪、钙等成分相当，两者主要区别就在活性乳酸菌上。日常饮用推荐原味低温酸奶，有益肠道的同时减少添加糖的摄入；外出携带可以选择常温酸奶，营养价值低一些，但胜在方便。

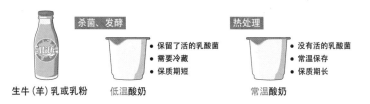

生牛（羊）乳或乳粉　　低温酸奶　　　　　常温酸奶

关于选购酸奶的几条建议：

1.想换口味时，选择风味酸乳或**风味发酵乳**（例如，果粒酸奶等）。

2.购买时要看配料表，**选择较少添加增稠剂的产品**（配料表中增稠剂排得越靠后越好）。

3.**乳酸菌饮料只能偶尔当零食**，不能代替牛奶补充营养。

4.无论哪种类型都**需注意添加糖的量。**

很多人认为酸奶中含有益生菌，有益于肠道健康，但实际上这种说法并不准确。

1.有些菌不能定植。 在酸奶的制作过程中添加的嗜热链球菌和保加利亚乳杆菌，可以促进产酸速度，让酸奶凝固并进一步改善口味。但是，这两种乳酸菌不能在大肠中定植，只能在通过胃肠道时发挥一点点作用，不能起到调整肠道菌群的作用。

2.有些菌数量太少且易失活。 如果在酸奶中添加了其他保健菌种，如嗜酸乳杆菌、双歧杆菌等，这些菌种能在体内定植，有一定的保健作用，但也必须有**足够数量的活菌数才能达到调节肠道菌群的作用**。这类益生菌还很"娇气"，如果制作或保存方法不当就会失去活性。很多益生菌酸奶不标注活性菌的数量，很难估计摄入量和有效量。

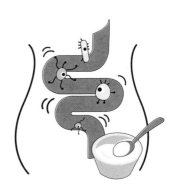

3.难以通过消化系统存活。 益生菌是活性的非致病菌，食用后必须经过人体胃酸和胆汁的考验，只有活着到达肠道并依然保持活性，才能对人体有益。但益生菌在通过胃肠道时，可能只有极少数能扛过重重阻碍胜利到达大肠。因此，对于肠胃不好的人，酸奶可以作为优质蛋白质的一个来源，但期望它起到调节肠道菌群的作用，还是比较难的。

添加剂越少的酸奶越好吗？

酸奶中的食品添加剂主要是增稠剂，用于防止产品凝冻散碎和乳清析出。常用的增稠剂有植物胶、明胶和改性淀粉等，这些都是无毒无害的物质。

植物胶属于可溶性膳食纤维，有利于降低餐后血糖反应，帮助膳食中的重金属物质排出，对人体有一些好处；**明胶**是猪皮、鸡皮里所含胶原蛋白的水解产物；**改性淀粉**是淀粉经一些化学处理制成的，增稠效果很好。

酸奶越浓稠也并不一定代表添加的增稠剂越多，像老酸奶属于凝固型酸奶，加工工艺本身就会让酸奶变得黏稠。

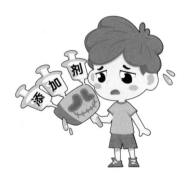

除了增稠剂之外，酸奶中往往还会添加香精和甜味剂等，来提升酸奶的适口感。

如果想要喝"纯天然"酸奶，可以直接购买某些无甜味剂、无增稠剂、无香精的品类，不过这种酸奶的口味可能不那么美味。

所以，大多数好喝的酸奶，都是存在食品添加剂的。别担心，**食品添加剂的量在国家标准允许的范围内，并不会对健康造成威胁。**

第一部分　蛋白质、脂类和碳水化合物

复原乳好不好？

复原乳又叫作"还原奶"，就是将牛奶浓缩、干燥成为浓缩乳或乳粉，再加上水，制成与原乳中水、固体物比例相当的乳液。简单说来，可以理解为"奶粉＋水，配出的奶"。

1.依然含有蛋白质和钙。人们对复原乳最大的担心就是高温破坏了营养，但实际上，复原乳在加工生产中，蛋白质和钙这两种成分几乎不受高温影响，是不易损失的。而我们喝牛奶、酸奶也主要是为了摄取其中的蛋白质和钙等成分，所以主要的营养物质还在。

2.维生素部分被破坏。虽然，加热会损失一些维生素，但损失程度也不大，维生素A、维生素D几乎没有损失，维生素B_2只损失15%，维生素B_1损失不到30%。而且牛奶本身不是B族维生素的良好来源，含量本来就少，损失了也不算太可惜，想补B族维生素的话就多吃点豆类、坚果和粗粮。

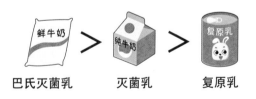

营养物质保留程度

鲜牛奶 巴氏灭菌乳 ＞ 纯牛奶 灭菌乳 ＞ 复原乳 复原乳

3.复原乳可用作乳制品原料，但产品需注明。所以，复原乳并没有想得那么差劲，仍然是一种营养食品。按照我国国家标准，风味奶、酸奶和其他乳制品是可以用复原乳作为原料的，但需在产品上注明，消费者可以放心购买。

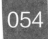

054　豆浆和牛奶，该选哪个呢？

我们从以下6个方面来对比牛奶和豆浆。

1.能量： 牛奶和豆浆都属于液体食物，两者的能量都不高。但牛奶因脂肪含量比豆浆高，所以能量稍微高一点。

2.蛋白质： 目前，市面上的纯牛奶蛋白质含量普遍高于3.0g/100g，有的甚至高达4.0g/100g。而豆浆由于生产技术原因，预包装豆浆的蛋白质含量可达到3g/100g，但大家实际喝的豆浆每100g中含蛋白质1~3g的都有，差别较大。

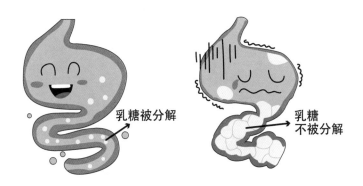

乳糖被分解

乳糖不被分解

3.碳水化合物： 豆浆中的碳水化合物含量很低，以低聚糖为主。而牛奶中的碳水化合物则以乳糖为主，乳糖不耐受人群可选择酸奶等。

4.脂肪： 一般而言，牛奶中的脂肪高于豆浆。牛奶中的脂肪以饱和脂肪酸为主，豆浆以不饱和脂肪酸为主。

5.钙： 相比于豆浆，牛奶的含钙量和钙吸收率是碾压级别的。牛奶是公认的膳食钙的最佳来源，这一点豆浆无法超越。

第一部分　蛋白质、脂类和碳水化合物

6.钾、钠：牛奶的钠含量高于豆浆；豆浆含钾较为丰富，而牛奶中几乎没有钾。对于高血压患者，豆浆中的钾离子有助于排出体内多余的钠离子，因此，经常喝豆浆对于维持血压有一定好处。

7.膳食纤维和低聚糖：豆浆含有牛奶中缺少的膳食纤维和低聚糖，所以，喝豆浆常常让人产生饱腹感。另外，这两种物质能促进肠道蠕动，还有利于人体控制血糖和血脂。

总体而言，**豆浆和牛奶各有营养优势**。在补钙方面，牛奶是天然食物中不可缺少的最佳选择。每天可以喝300~500mL牛奶、350mL的豆浆，这样即可在膳食平衡的基础上将两者的营养兼得。

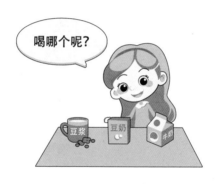

乳糖不耐受是指喝牛奶后出现腹胀、腹泻、排气增多等反应。这是因为体内缺乏乳糖酶，致使牛奶中的乳糖不能完全分解被小肠吸收，残留过多的乳糖进入大肠内发酵，导致出现胃肠反应。

对于乳糖不耐受的人来说，怎样才能更好地摄取牛奶中的营养呢？

1.少量多次喝牛奶。其实，乳糖不耐受与牛奶饮用量有关，大量研究显示，乳糖酶活性消失并不可怕，可以通过少量多次喝奶或食用奶制品再次激发出来。因此，可以尝试每天少量多次喝牛奶，这样可以减轻或避免出现胃肠道症状。当身体逐渐适应之后，适当增加每次喝牛奶的量，就可以缓解肠鸣、腹泻等症状。

2.避免空腹喝牛奶。当牛奶和其他食物一起食用时，可以减缓牛奶消化的过程，减轻不适感。通常乳糖不耐受的人在空腹喝牛奶时会有较严重的症状，当和谷类食物一起搭配时，牛奶中的乳糖浓度被稀释，乳糖不耐受症状就得到缓解。在喝牛奶前吃点饼干或面包，也能减少排气和不舒服的感觉。

3.改喝酸奶或低乳糖奶。酸奶是牛奶经过发酵制成的，在酸奶的制作过程中，牛奶中30%左右的乳糖会被分解，蛋白质与脂肪也会分解为易于吸收的成分，从而更加有利于消化吸收，减少胃肠不适。乳糖不耐受人群也可以选择低乳糖产品。

4.借助"乳糖酶"。对于严重的乳糖不耐受者，可请医生开一些"乳糖酶"服用。乳糖酶催化乳糖在体内分解为半乳糖和葡萄糖，就利于肠道吸收了。

孩子每天喝牛奶还会缺钙吗？

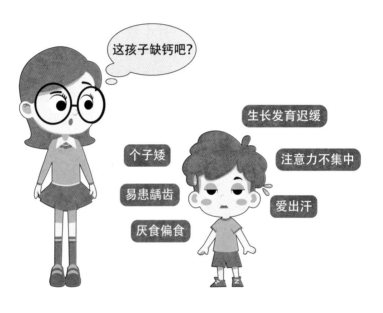

牛奶富含钙质，是膳食钙和优质蛋白质的重要来源。研究显示，中国人膳食中钙的摄入量还达不到膳食指南推荐量的一半。对一些人来说，自己天天喝牛奶，但还是出现缺钙的问题。其实是否缺钙不只取决于钙摄入量是否充足，补钙只是一部分。补再多钙，吸收不了，也是白费力气。为什么会有这种情况，又该怎么办呢？

1.油吃得太多。很多孩子都无法抗拒高油脂的食物，尤其是炸鸡、烤鱼、烤肉等食物。油炸食物的能量和油量都非常高，而大量的油脂会影响身体对于钙和蛋白质的吸收，还导致体内的磷元素超标，影响钙的吸收。即使每天喝牛奶，钙也难以被吸收，自然起不到效果。

2."钠"超标。有的孩子口味比较重，吃盐过多，导致体内钠含量超标，过多的钠离子摄入会加速体内钙离子的流失。

3.咖啡、浓茶、碳酸饮料喝得太多。咖啡和浓茶含有大量的咖啡因和磷酸盐，磷酸成分会妨碍钙的吸收和储存。

4.缺乏维生素D。维生素D能够促进钙的吸收，适当晒太阳就能有效促进维生素D的合成，进而提高身体对钙的吸收率。

5.偏食。帮孩子戒掉偏食的坏习惯，在合理膳食的基础上，适当多吃些有助于补钙的食物，如大豆制品、绿叶菜、鱼虾和水产品等。

第2章

脂 类

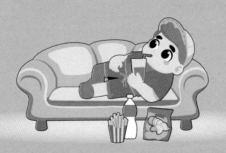

001　脂肪真的是我们的敌人吗？

一提到脂肪，我们就会不自觉地想到"胖""一身的赘肉""脂肪肝"等不受欢迎的词句。

"脂肪"与人人都爱的"蛋白质"也相差甚远，大家都对脂肪避之不及。

我们身旁的人，无论男女老幼、高矮胖瘦，好像个个都嚷着要减肥，而商场、超市，以及线上各大购物平台随处可见不同品牌的瘦身产品和减脂代餐。

那么，脂肪真的是我们的敌人吗?

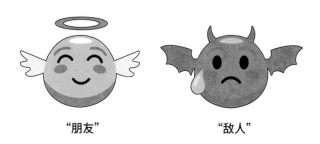

"朋友"　　　　　"敌人"

答案是否定的。

脂肪是人体必需的营养素。

体内脂肪主要分布在内脏、皮下和肌肉纤维之间。脂肪在人体内发挥着重要的生理功能。

脂肪的功能有哪些?

1.储存和提供能量。脂肪和蛋白质、碳水化合物合称为"三大产能营养素",与相同质量的另两大营养素相比,脂肪可以产生最多的能量。脂肪是人体重要的能量储备库。

2.保温和润滑。皮下脂肪可以隔热保温,维持体温正常恒定;体内脂肪对器官有支撑和隔离的作用,保护内脏免受外力伤害,减少摩擦、震荡,以及在胃肠蠕动中起到润滑作用。

3.节约蛋白质。充足的脂肪可以保护体内蛋白质(构成身体的成分:肌肉、组织、器官)和食物摄入的蛋白质不被用来提供能量,使得蛋白质可以发挥其他重要的生理功能,不至于"大材小用",脂肪的这种功能被称为节约蛋白质作用。

4.构成身体成分。细胞膜中含有大量脂肪,可维持细胞正常结构和功能。

5.内分泌功能。脂肪组织还具有内分泌功能,可以分泌很多激素和细胞因子,参与身体代谢、免疫、生长发育等过程。

6.改善食物口感,溶解维生素。另外,摄入的脂肪还能增加饱腹感,改善色香味,让食物更美味,同时为我们带来各类脂溶性维生素——维生素 A、维生素 D、维生素 E 和维生素 K,脂肪还能促进这些维生素在肠道中的吸收。

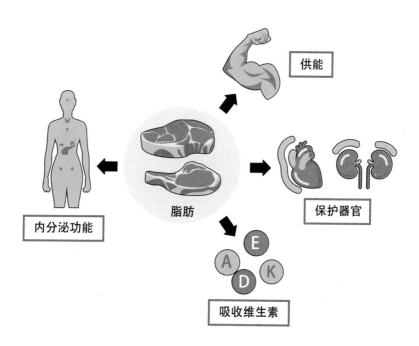

供能

保护器官

内分泌功能

吸收维生素

脂肪

脂肪在体内如何被消化吸收和利用？

食物中的脂肪主要在肠道被吸收。那么，在此之前，我们吃的各种肉类、鸡蛋、鱼虾等食物在通过消化道的过程中都经历了哪些变化呢？

1. 在口腔中，脂肪部分被脂肪酶水解。食物进入口腔后，部分脂肪会被唾液腺分泌的脂肪酶水解，但是，脂肪酶的消化能力很弱[不过，婴儿口腔中的脂肪酶却可以有效分解奶中的脂肪（中短链脂肪酸和中链脂肪酸）]。

2. 在胃里，食物被处理成食糜。食物来到胃里，这里没有脂肪酶，所以脂肪不能被分解（但是胃中分泌的胃蛋白酶可以分解这些动物性食物中的蛋白质）。随着胃酸分泌和胃不断地蠕动，这些食物就成了食糜，也就是咀嚼后的食物经过胃液混合形成的半固体食物团。

3. 在小肠，含脂肪的食糜被进一步处理。食糜接着向下走，通过幽门进入十二指肠，这是小肠的最上端。食糜对胃肠道的刺激引起胆囊收缩素的释放，进而刺激胆囊收缩产生胆汁，还会刺激胰腺分泌胰液。胆汁可将脂肪乳化，让它的表面积成万倍地扩大，有利于胰脂肪酶和肠脂肪酶将其进一步水解。

- 脂肪水解后形成的小分子脂肪酸，很容易就被小肠黏膜内壁吸收。
- 甘油一酯和长链脂肪酸（食物中的大部分脂肪都属于长链脂肪酸），会先在小肠细胞中重新合成甘油三酯，再与磷脂、胆固醇、蛋白质形成脂蛋白——乳糜微粒。

第一部分　蛋白质、脂类和碳水化合物

– 乳糜微粒经由肠壁下方的淋巴管流入胸导管，然后从颈静脉和锁骨下静脉交汇处进入血液循环。乳糜微粒是血液中颗粒最大、密度最低的脂蛋白，这种形式是食物脂肪的主要运输形式，可满足身体对脂肪和能量的需要。乳糜微粒最终被肝脏吸收。

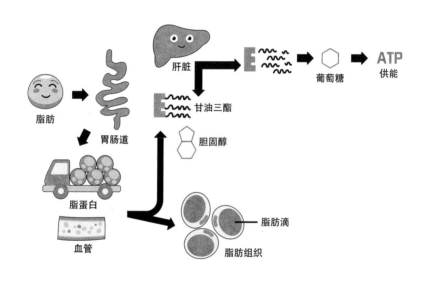

身体里的脂肪都藏在哪儿？

　　身体脂肪主要分为皮下脂肪和内脏脂肪（包括血液中的脂肪）。根据功能的不同，又可以将身体脂肪分为必需脂肪和储存脂肪。

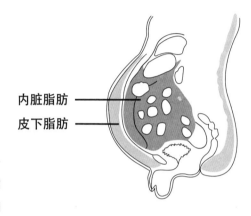

内脏脂肪

皮下脂肪

　　1. 必需脂肪是维持生命必需的脂肪，保证重要器官和神经、肌肉的正常运转。

　　2. 储存脂肪90%在皮下。 它不但是身体重要的能量储备，还起到调节体温的作用，但如果脂肪储存过量，就会囤积在重要器官周围，导致内脏脂肪增多。

- 内脏脂肪主要分布在器官或器官周围以及血液中。糖尿病、心脏病、脑卒中、高血压和部分癌症（如乳腺癌、结肠癌等）的发生均和内脏脂肪过多有关。

- 靠近肝脏的内脏脂肪促进**低密度脂蛋白胆固醇（"坏"胆固醇）** 的产生，低密度脂蛋白胆固醇会聚集在动脉中形成斑块（一种蜡状物质）。随着时间的流逝，这种蜡状斑块会发炎，导致肿胀，使动脉变窄，限制血液的通过。

　　－　炎症进一步增加了血栓的风险，血栓可能破裂导致脑卒中。

　　－　狭窄的通道会增加血压，使心脏紧张并可能损坏微小的毛细血管。

　　－　内脏脂肪还可能导致胰岛素抵抗，这是糖尿病的前兆。

第一部分　蛋白质、脂类和碳水化合物

脂肪酸家族你了解吗？

　　食物脂肪主要包括饱和脂肪酸（源自肉蛋奶、热带植物油——室温下呈固态的一般是饱和脂肪为主）、单不饱和脂肪酸（源自植物油）、多不饱和脂肪酸（源自深海鱼、坚果、植物油），以及反式脂肪酸（源自油炸食品和各种加工食品——甜点、奶油、冰激凌、咖啡伴侣等）。

饱和脂肪酸

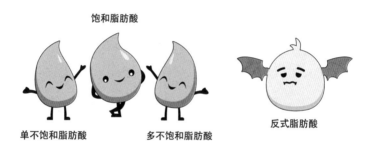

单不饱和脂肪酸　　　　　多不饱和脂肪酸　　　　　　反式脂肪酸

　　1. 饱和脂肪酸很美味，但不太健康。饱和脂肪酸是碳链中不含双键的一种脂肪酸。此类脂肪酸多存在于牛、羊、猪等动物的脂肪中。在20世纪60年代，大规模的流行病学调查已证实，饱和脂肪酸会增加人体胆固醇和脂肪含量，吃多了会让我们变胖，还会危害心血管健康。但饱和脂肪酸也在体内发挥生理功能，片面强调降低饱和脂肪酸摄入是不科学的。

　　2. 反式脂肪酸更可怕一些。反式脂肪酸是一种特殊的不饱和脂肪酸，它对人体的危害比饱和脂肪酸还要大，对心血管健康的影响更加不利。

做自己的营养师：科学饮食，远离误区

有一种"瘦素"，但它竟然是脂肪分泌的?

瘦素，顾名思义，就是可以令人变瘦的一种激素，它作用于大脑的体重调节中心，促使我们减少进食量、增加能量消耗，从而发挥调节体重和体脂的重要作用。

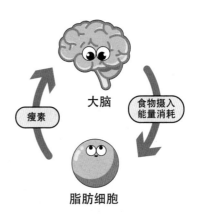

瘦素由脂肪细胞分泌，它的含量水平与体内脂肪量成正比，当体内脂肪含量减少时，瘦素也会随之减少。

那脂肪多的胖人体内瘦素不是就会有很多吗? 可胖人并没有因此变瘦，反而很难减掉多余的脂肪，为什么呢?

这是因为随着脂肪量的增长，瘦素不断分泌，长期大量瘦素的刺激让大脑不再敏感，这在医学上称为**"瘦素抵抗"**。虽然，脂肪仍在继续分泌瘦素，大脑却收不到信号，反而认为体内瘦素是缺乏的，所以反馈给身体的指令就是"多吃! 吃更多的食物囤积脂肪。"

有的胖人食欲特别好，如果短期内依靠意志力节食瘦下来，很容易陷入恶性循环，在节食和暴饮暴食的路上往复徘徊。节食快速减轻体重的方法也会破坏体内激素的平衡，出现瘦素抵抗，基础代谢率也在反复的折腾中降低，让减肥越来越痛苦却没有成效，还可能带来其他健康危害。

结论就是，吃太多或太少都是行不通的，平衡最重要。

第一部分 蛋白质、脂类和碳水化合物

动物内脏的胆固醇含量非常高。

1. 首要的就是猪脑。每100g猪脑的胆固醇含量平均为2571mg，一份烤脑花差不多有60g的猪脑，火锅里的脑花也差不多是这个量，那里面胆固醇就超过了1500mg，爱吃脑花的人很可能会吃上不止一份，胆固醇的摄入量就可想而知了……

2. 肾脏和肝脏的胆固醇含量也不少，100g猪肾含有354mg胆固醇，猪肝是288mg。虽然看来比猪脑少了好多，可是计算某种营养素摄入量的时候，不能只看单位含量，还得考虑到日常吃这种食物的量。像是猪肝，100g没有多少，吃起来容易超量。还有猪肾，烧烤时来上几串大腰子，轻轻松松超过100g。

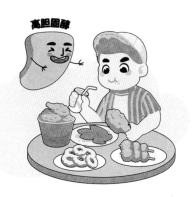

3. 注意，肥肉也要少吃，虽然胆固醇不是很多（每100g肥猪肉中含109mg胆固醇），但是里面饱和脂肪酸很多。

另外，烹调方法尽量避免油炸和熏烤。同时适量食用薯类、全谷物等粗粮，每天吃大豆制品和新鲜的蔬菜水果。**膳食纤维和大豆异黄酮都有一定的降低血胆固醇的作用。**

谁是"坏"脂肪？谁是"好"脂肪？

脂肪酸分为饱和脂肪酸、不饱和脂肪酸，以及反式脂肪酸。

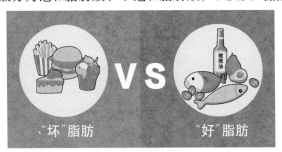

"坏"脂肪　　　　　　"好"脂肪

1. 饱和脂肪酸增加人体胆固醇和脂肪含量。吃多了不仅会让我们变胖，还可能危害心血管健康。

2. 不饱和脂肪酸有调节血脂的作用。尤其是多不饱和脂肪酸，对预防心血管疾病有一定好处，还对神经系统发育很重要，可以适当多吃。是人们喜闻乐见的"好"脂肪。

3. 反式脂肪酸，增加低密度脂蛋白胆固醇（LDL-C）的含量，明显增加心血管疾病的风险和死亡率。是名声不佳的"坏"脂肪。

因此，饱和脂肪酸与反式脂肪酸相比，反式脂肪酸危害健康的证据充分，对人体的危害更大。在食材及烹饪方法的选择中，**多吃不饱和脂肪酸，少吃饱和脂肪酸，尽量不吃反式脂肪酸。**

脂肪酸分这么多种，怎么吃更合理？

脂肪酸分为饱和脂肪酸、单不饱和脂肪酸、多不饱和脂肪酸这三类，具体哪些可以适量吃，哪些不宜吃呢？

😊 "好"脂肪	😢 "坏"脂肪
单不饱和脂肪酸	饱和脂肪酸
多不饱和脂肪酸	反式脂肪酸
适量吃"好"脂肪	少吃饱和脂肪酸 限制反式脂肪酸

1.尽量不吃的： 反式脂肪酸较多的食物，如含有人造黄油的糕点，含起酥油的饼干和油炸、油煎食品等。

2.少吃的： 饱和脂肪酸较多的食物，如肥肉、腊肉、奶油等，做菜尽量不用椰子油、棕榈油和猪油、牛油（室温下是固体的油脂，主要成分是饱和脂肪酸）。

3.适量吃的： 单不饱和脂肪酸较多的食物，如富含油酸的茶油、玉米油、橄榄油、米糠油等烹调用油。

4.正常吃、别过量的： 多不饱和脂肪酸较多的食物，如食用植物油，每人每天25g（约2.5汤匙）。每周吃鱼≥2次；提倡从天然食物中摄取多不饱和脂肪酸，不主张盲目补充鱼油制剂。

此外，胆固醇含量丰富的食物也要限制食用量，如肥肉、动物内脏（心、脑、肝、肾）、鱼子、鱿鱼、墨鱼等。

010 孩子多吃肉是不是有利于生长发育？

　　动物性食物适量摄入，既保障优质蛋白的供给，还能弥补植物性食物中脂溶性维生素、维生素 B_{12}、锌、硒等微量营养素的不足。

　　《中国儿童平衡膳食算盘（2022）》指出，儿童每天应摄入"畜禽肉蛋水产类2~3份"，也就是100~150g。

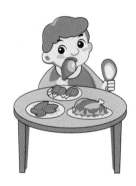

　　1.孩子吃肉过多，造成蛋白质摄入过量，可能对机体产生直接的危害。 过多的蛋白质在体内分解，产生尿素、肌酐、尿酸等代谢产物，该过程需要消耗大量的水分，会增加肾脏的负担，若肾功能已经受损，则危害更大。

　　2.过多的动物性脂肪和胆固醇的摄入可能带来肥胖及成年后健康问题。 如果儿童时期就形成肥胖身材，那么很可能持续至成年，增加成年后的血脂异常、心血管疾病、糖尿病、高血压等患病风险。

　　3.过多的蛋白质摄入还会造成含硫氨基酸摄入过多，加速骨骼中钙的丢失。

　　所以，孩子吃肉不是越多越有利。

011 坚果有营养，可以多吃吗？

中国营养学会建议每周坚果摄入量50~70g。相当于每人每天吃带壳葵花籽20~25g或花生15~20g，或者核桃2~3个。

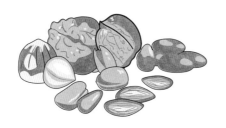

不饱和脂肪酸
蛋白质
维生素E
膳食纤维

多吃坚果，有怎样的好处和坏处呢？

1.好处

· **营养**。坚果中含有多种有益脂肪酸、矿物质、维生素、纤维素等，适量吃坚果能使人体获取丰富的营养素，益于维护健康。

2.坏处

· **胃肠道负担**。由于坚果富含大量的蛋白质和油脂，吃得太多可能增加胃肠道负担。

· **肥胖**。坚果因油脂含量高，摄入过多会导致能量过剩，日积月累易导致肥胖。

另外，还要注意**坚果过敏的问题**。有些人对坚果中的某种植物蛋白过敏，食用后（哪怕是一点）会出现皮疹、丘疹、呼吸加快或咽喉肿痛等过敏反应，因此，过敏人群吃加工食品时一定记得关注食物的成分，看清配料表。

坚果有营养，但我们仍应适量食用。

吃核桃可以补脑吗？

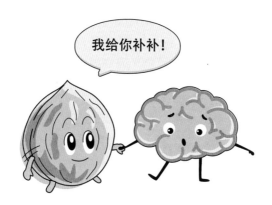

我给你补补！

"核桃补脑"由来已久，大概是因为核桃与人脑的形状有相似之处。

从食物成分上看，核桃中大约有15%的蛋白质，不到10%的膳食纤维，以及58.8%的脂肪。此外，核桃中还有一些矿物质、维生素和植物固醇等。

核桃含有的营养物质对健康是有好处的，但关于"补脑"尚存在争议。目前，缺乏科学依据证明核桃能够有效改善人脑功能。并且，与其他坚果相比，核桃也是主要含有蛋白质、脂肪、碳水化合物、维生素等，营养价值确实是高的，但并不含有突出的成分。

因此，核桃补脑，只是"以形补形"的简单类比和推论，想靠吃核桃提升智慧、改善思维能力，是比较困难的。

什么是反式脂肪酸？

反式脂肪酸是不饱和脂肪酸在氢化过程中空间结构变化的产物。不饱和脂肪酸在自然状态下多为顺式脂肪酸，只有少数是反式脂肪酸。

为什么要氢化呢？因为植物油遇高温不稳定，也无法长时间储存，就利用氢化技术，将不饱和脂肪酸的不饱和双键与氢结合变成饱和键，随着饱和程度的增加，油由液态变为固态。

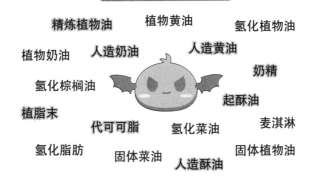

反式脂肪酸的别称

精炼植物油　　植物黄油　　氢化植物油
植物奶油　人造奶油　　人造黄油
　　　　　　　　　　　　　奶精
氢化棕榈油　　　　　　　　起酥油
植脂末
代可可脂　　氢化菜油　　麦淇淋
氢化脂肪　　固体菜油　人造酥油　固体植物油

1.优点：使用反式脂肪酸加工食品，不仅风味、外观改善，还延长了保质期。

2.缺点：反式脂肪酸对健康危害大。

在植物油氢化过程中，一些不饱和脂肪酸空间结构发生了变化，由顺式转变为反式。反式脂肪酸虽然是不饱和脂肪酸，但它不具有必需脂肪酸的生物活性，还对身体有害，甚至比饱和脂肪酸危害更大。**在摄入等量的情况下，反式脂肪酸的危害要比饱和脂肪酸高2.5~10倍。**

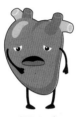
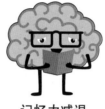
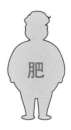

冠心病　　　记忆力减退　　　肥胖

反式脂肪酸的危害:

1.引发心脑血管疾病:反式脂肪酸提高血液中的低密度脂蛋白水平,降低高密度脂蛋白水平,导致动脉硬化和心脏病发作的风险增加,还会增加血液黏稠度,使脑卒中风险增加。

2.影响儿童发育:易诱发哮喘、过敏等疾病,可能对生长发育和神经系统产生不良影响。

3.影响胎儿健康:如果妊娠女性和哺乳期女性大量摄入反式脂肪酸,过量的反式脂肪酸可能被胎儿、婴儿吸收,导致必需脂肪酸缺乏症。

4.使记忆力减退:研究发现,平均每日多摄入1g反式脂肪酸,相对少记0.76个字。

5.增加癌症风险:过量摄入反式脂肪酸,可能增加患乳腺癌、大肠癌的概率。

6.增加老年痴呆风险:研究发现,年龄在65岁以上的老人每天摄入＞1.8g反式脂肪酸,患阿尔茨海默病的风险增加2.4倍。

7.容易发胖:反式脂肪酸易造成脂肪堆积。

8.影响生育能力:使男性的雄性激素分泌减少。

哪些食物中含有反式脂肪酸？

反式脂肪酸有很多好听的名字，比如，植物氢化油、人造黄（奶）油、人造植物黄（奶）油、人造脂肪、氢化油、起酥油、植脂末等。

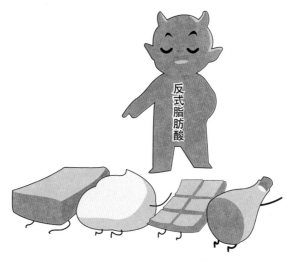

起酥油　　人造奶油　　代可可脂　　精炼植物油

哪些食物中含有反式脂肪酸呢？

列举一些大家特别熟悉的：蛋糕、糕点、饼干、面包、蛋黄派、沙拉酱、炸薯条、薯片、爆米花、巧克力、冰激凌。

这些零食大家都吃过吧？有些人甚至天天在吃。

另外，大家还要注意奶茶和咖啡中的配料，上面是不是清清楚楚地写着"植脂末"？**植脂末也是反式脂肪酸**。添加植脂末后，奶茶和咖啡会显得润滑而香甜，因而这种配料的使用特别广泛。

016　反式脂肪酸的推荐摄入量是多少？

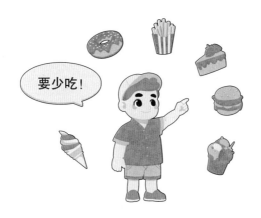

要少吃！

《中国居民膳食指南（2022）》建议，每天反式脂肪酸的摄入量应不超过2g，越少越好。

017　有些食品成分中明明标有氢化植物油、植脂末等字样，为什么营养成分表里却写着"0反式脂肪酸"？

这是因为，**《食品安全国家标准—预包装食品营养标签通则》**（GB28050-2011）规定，**食品中反式脂肪酸含量≤0.3g/100g（或100mL）时，可以标识为0**。当然如果只是少量地吃，反式脂肪酸的摄入量可以忽略不计。

"0反式脂肪酸"真的就安全、健康了吗？

近年来，反式脂肪酸对人体的危害逐渐引起人们的重视。

反式脂肪是真正的"坏"脂肪，它增加低密度脂蛋白胆固醇（LDL-C），降低高密度脂蛋白胆固醇（HDL-C），使心血管疾病的风险和死亡率明显增加，还可能损害儿童大脑发育、加速老年人大脑衰退、增加引发胰岛素抵抗，以及加重糖尿病等。

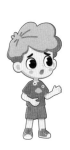

食品名称：原味奶茶（奶茶固体饮料）		
项目	每份80g	NRV%
能量	901KJ	11%
蛋白质	1.2g	2%
脂肪	7.5g	13%
反式脂肪酸	0g	
碳水化合物	35.5g	12%
钠	67mg	3%

"0反式脂肪酸"真的就安全、健康了吗？可以随便摄入吗？不是的。

1.叠加易超标。反式脂肪含量≤0.3g/100g（或100mL）时，在营养标签中可以标注为"0反式脂肪"或"不含反式脂肪"，但是，如果爱吃零食的人每天都吃多种"0反式脂肪"的饼干、蛋糕、巧克力派、方便面、速溶咖啡，实际上的摄入量很可能就超过2g了。

2.识别易名的反式脂肪酸。在食品包装上的配料表中，反式脂肪还可能体现为"植物奶油""人造黄油""人造奶油""氢化植物油""代可可脂""起酥油""植脂末""奶精"等，大家要提高警惕，注意识别。

常吃油炸食品对健康有哪些影响？

　　油脂摄入过多可能引起肥胖和血脂异常，增加脂肪肝、冠心病、脑卒中、糖尿病等这些慢性疾病的患病风险。

　　减少油脂摄入，包括两个方面——①炒菜少放油，减少烹调用油；②少吃油炸食品。油炸给食物带来哪些变化，又对健康造成哪些影响？

　　1. 破坏营养；能量加倍。油炸是所有烹调方法中对食物营养破坏最严重的一种。经高温油炸后，食物中多数维生素都会被破坏。还有，食物过了油之后，能量成倍增长，多吃会使人长胖。

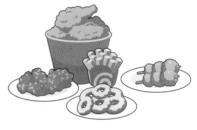

　　2. 油炸食品含有反式脂肪酸。这种东西会像垃圾一样堵住我们的血管，让血管弹性变差，引发心脑血管疾病。

　　3. 复炸油含有害物质。市面上卖的油炸食品，油常是反复使用的。烹调油反复高温加热会产生很多有毒有害物质尤其是致癌物，常吃会增加患癌风险，所以少选择油炸食物，同时自己在家也应减少使用油炸这种烹调方法。

非油炸零食真的不含油吗？

　　不是的。这类零食虽然制作工艺采用了非油炸，但产品中还是会添加一定的油脂和糖，以弥补非油炸带来的口感损失。如此，较多油和糖仍然带来了较高的能量摄入。

第一部分　蛋白质、脂类和碳水化合物

做菜过程中是怎样产生反式脂肪酸的?

　　关键因素是油温和时间。加热油温度越高、时间越长，越容易产生反式脂肪酸。此外，还与油脂的种类有关，油脂中不饱和脂肪酸比例高，尤其是多不饱和脂肪酸较多的，更容易产生反式脂肪酸。

　　那么，哪些做饭方式易造成反式脂肪酸增多?

　　1.炒菜时油冒烟了再放菜。不少家庭都有油冒烟再放菜的习惯，但实际上植物油烟点很高，冒烟时油温多在200℃以上，在这样的高温下即使只是短时加热，也可能产生反式脂肪酸，所以，要和家人都改掉油冒烟再下菜的习惯。

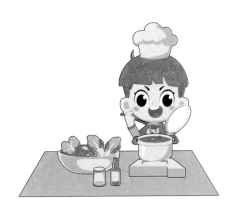

　　2.油炸。油炸是用热油完全浸没食物进行加热。为了省油，常是一锅油持续地炸制一波又一波的食材，油维持在高温可能好几个小时甚至更久，其中反式脂肪酸含量不断增加。加上油炸使食物表面快速失水，含反式脂肪酸的油会被持续地吸入食材内部。油最好只用一次，就算不能整锅换油，也要及时添补新油。

　　3.剩菜反复加热。剩菜再加热也会导致反式脂肪酸增多。二次加热过程，尤其是煎炸的食品，没吃完放置一边，在放置过程中，其中的油脂会和空气进一步接触氧化，再次高温加热后反式脂肪酸含量也会再次增加。

022 日常饮食中为什么要减少油摄入？

　　油，是人体必需脂肪酸和维生素E的重要来源。

　　适量地吃油，有助于食物中脂溶性维生素的吸收和利用，但是，摄入过多可能对健康造成一定影响。

　　植物油和动物油摄入过多都可能导致肥胖，使糖尿病、高血压、血脂异常、动脉粥样硬化和冠心病等慢性病的发病风险增加。

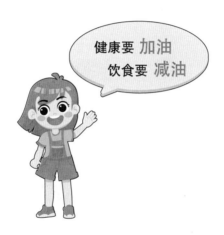

第一部分　蛋白质、脂类和碳水化合物

　　因此，在日常饮食中应该注意，适量地减少油脂摄入。

　　《中国居民膳食指南（2022）》提出，每日烹调油用量为25~30g。

023 烹调油只提供能量，没有其他营养价值，所以吃得越少越好吗？

1. 烹调油的主要营养成分是脂肪（甘油三酯）、维生素E、植物固醇，对人体有重要的作用。

· 有些类型的脂肪酸（如亚油酸、亚麻酸）是人体不能合成的，需要从食用油中获取。

· 维生素E有一定的抗衰老功能。

· 植物固醇具有降低胆固醇的作用。

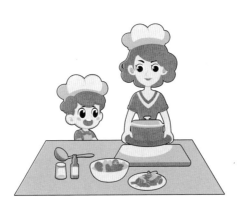

2. 食用油有促进食物中的脂溶性维生素的吸收、改善口味（增进食欲）等作用。

因此，烹调用油并不是要求大家放越少越好，甚至不放，而是要适量地吃，以适当的方法吃。

家庭烹调中如何控油？

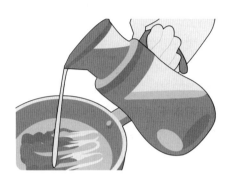

1.使用控油壶。

首先，估算一下家里一周的用油量，倒入油壶中。然后，每次炒菜从该油壶中取，注意不要提前用完。

2.选择少油的烹饪方法。

多使用蒸、煮、炖、拌、快炒等烹饪方法。尝试不同菜式，探索除油炸以外的既健康又美味的菜谱。

3.少吃或尽量不吃富含脂肪的食物。

如动物油、肥肉等。

4.少吃含反式脂肪酸的食物。

如油炸食品、蛋糕、加工肉制品、薯片等。

5.倡导减少外出就餐，减少外卖，多回家吃饭。

烹调油如何分类？（一）

从营养成分看，油即脂肪（又称甘油三酯，由一分子甘油和三分子脂肪酸组成）。大致分为三类，比较健康的不饱和脂肪酸，不太健康的饱和脂肪酸，以及需要避免的反式脂肪酸。

饱和脂肪酸在室温下呈固态，如猪油、黄油等动物油脂。

不饱和脂肪酸在常温下呈液态，分为单不饱和脂肪酸和多不饱和脂肪酸。日常烹调用油都是饱和脂肪酸和不饱和脂肪酸的混合物，只是不同种类的油其饱和脂肪酸和不饱和脂肪酸比例不同。

市面上的烹调油种类繁多，那么，哪一类更健康呢？

1.脂肪含量较均衡的油：这类烹调油中单不饱和脂肪酸、多不饱和脂肪酸和饱和脂肪酸都含有一些，相对比较均衡，如常见的菜籽油、花生油、芝麻油等。这些油对平时的烹饪方式都可以胜任。

2.单不饱和脂肪酸含量较高的油：从营养学角度来看，不饱和脂肪酸含量高的油更健康一些。例如，橄榄油。

· 橄榄油有助于降低血胆固醇。其中单不饱和脂肪酸含量很高，占到了65.8%~84.9%，主要为油酸，其能增加高密度脂蛋白胆固醇浓度，降低低密度脂蛋白胆固醇浓度。

· 橄榄油还富含脂溶性维生素、黄酮类物质、多酚化合物，以及角鲨烯，有抗氧化、抗自由基的重要生理功能。

 – 注意，是用单不饱和脂肪酸代替膳食中的饱和脂肪酸，才有助于减少心血管疾病发生风险。如果在吃很多肥肉的基础上再去吃橄榄油，就达不到健康效果了。

 – 不饱和脂肪酸含量高的油，其烟点比较低，不适合长时间高温烹调。最好辅以其他食材直接食用（如凉拌菜）。

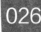

烹调油如何分类?（二）

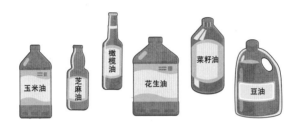

1.多不饱和脂肪酸含量高的油。如玉米油、大豆油、葵花籽油等。这些油中的多不饱和脂肪酸多为 ω-6型，但还有一种重要的 ω-3多不饱和脂肪酸，膳食中这两种脂肪酸处于适当的比例才对健康有益。如果仅使用玉米油、大豆油作为多不饱和脂肪酸的主要来源，可能出现摄入 ω-6型过多而 ω-3型不足的情况，所以，适当增加**深海鱼类、坚果**（富含 ω-3）摄入。

2.调和油。调和油是将两种以上精炼油脂按比例调配而成的食用油。一般选用精炼大豆油、菜籽油、花生油、葵花籽油、棉籽油等为主要原料。调和油大多不饱和脂肪酸含量高一些，适合炒菜时使用。

3.饱和脂肪酸含量高的油。如猪油、牛油、黄油，还有椰子油和棕榈油这两种植物油。这类饱和脂肪酸含量高的油脂是比较适合高温烹调（如油炸、烧烤）的，因为它们的烟点较高，油质相对稳定。过多的饱和脂肪会增加心血管疾病的风险，食用这类油要控量，少吃油炸食品和各种甜点（如蛋糕）。

第一部分　蛋白质、脂类和碳水化合物

烹调油怎样选才更有营养？

烹调油是人体必需脂肪酸和维生素 E 的重要来源。

根据各种油中脂肪酸比例的差异，烹调油的选择可以参考下列指南建议。

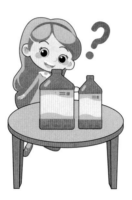

1. 凉拌菜：芝麻油、初榨橄榄油。

2. 炒菜：花生油、菜籽油、玉米油。

3. 煲汤/炖煮：大豆油。

4. 煎：调和油。

5. 油炸、烧烤：猪油、牛油、黄油，以及椰子油和棕榈油。

· 油炸和烧烤会破坏食物的营养成分，使其营养价值大大降低，并在制作过程中产生很多有毒有害物质。尤其是油炸，是所有烹调方法里面对食物营养破坏程度最高的，所以应尽量少选择油炸、烧烤的烹饪方式。

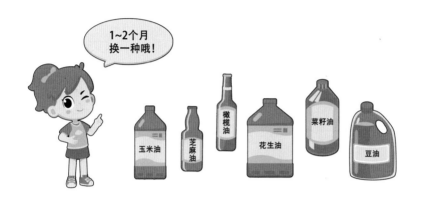

　　目前，市面上售卖的烹调用植物油种类繁多，不同品种的油脂肪酸构成有所不同，其营养特点也有差别，建议大家烹饪时最好能够经常更换烹调油的种类，不要因为觉得某一种油营养成分高，就一直固定食用，应均衡地食用多种植物油以全面地获得各种脂肪酸的营养，也可以根据个人口味或烹饪需要长期食用一两种烹调油，其他种类的油辅助性地间隔食用。

　　更重要的是，注意控制一天总的烹调油用量在推荐量范围内（每人每天25~30g），同时减少油炸的烹调方式，也不要反复使用油炸制作后剩下的油。

第一部分　蛋白质、脂类和碳水化合物

都说橄榄油好，它到底好在哪里？

从营养成分来看，橄榄油有很多优势。

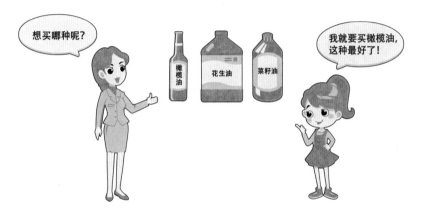

1. 单不饱和脂肪酸含量高，占到了65.8%~84.9%，主要是油酸。能够调节人体血浆中高、低密度脂蛋白胆固醇的比例。不饱和脂肪酸对身体健康起着重要作用，单不饱和脂肪酸还有一定的抗炎作用，能减少血管内的炎性因子。如果用单不饱和脂肪酸代替膳食中的饱和脂肪酸，有助于降低心血管疾病风险。

2. 富含多种脂溶性维生素。如维生素E、抗氧化抗自由基，能够美白皮肤、保护头发，是人体多种器官组织必需的营养物质；还有维生素A、维生素D、维生素K，发挥着重要的生理功能。

3. 独特成分——角鲨烯。有助于减缓人体组织衰老，促进皮肤健康，有润肤、保湿、修复晒伤等功效。

4. 含有黄酮类物质和多酚化合物。黄酮有抗氧化、抑制肿瘤细胞生长的作用。橄榄油中的多酚化合物主要是橄榄苦苷和羟基酪醇，能减少血栓形成，并有助于扩张血管，进一步呵护心血管健康。

市售橄榄油如何分类？

市面上卖的橄榄油主要分"初榨"和"精炼"两大类：

1. 特级初榨橄榄油。 采用物理压榨法，保持油原汁原味的清香，是最高级别、质量最高的橄榄油，用优质上等橄榄冷压榨取而来，无须溶剂提取，酸度不超过1%。

2. 优质初榨橄榄油。 酸度稍高，但不超过2%，味道纯正、芳香。

3. 普通初榨橄榄油。 风味与营养尚可，酸度不超过3.3%。

4. 普通精炼橄榄油。 酸度超过3.3%的初榨橄榄油精炼后所得到的橄榄油，或称为"二次油"。精炼是指去除油中杂质的过程，包括吸附等物理精炼方法和脱色、中和、脱酸等化学精炼方法，本身用料不佳的油需要精炼才能提高风味和可食用性。

5. 精炼橄榄杂质油（橄榄果渣油）。 这种油是通过溶解法从油渣中提取并经过精炼而得到的橄榄油。

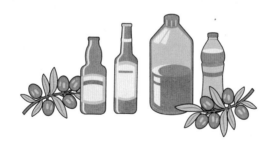

前三种都是压榨法制取，第一种特级初榨橄榄油是购买橄榄油的首选，价格贵、储存要求高，但营养价值最高；后两种都是精炼橄榄油，不推荐购买。

选购橄榄油有哪些需要注意的地方？

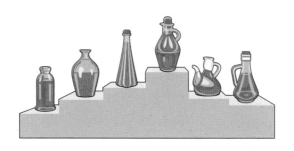

1.看名称。 一定有"特级初榨"或英文 Extra Virgin 字样。

2.看包装。 瓶身包装以深色玻璃瓶为佳，如果是塑料(PE)瓶的包装，不建议购买。

3.看酸度。 酸度指每100g油脂中游离脂肪酸所占的比例。酸度过高容易导致氧化，从而导致油脂酸败，不可食用。

· 橄榄果本身的品质、采摘、运输、压榨、储存等环节都把控到位，才能保证橄榄油的天然酸度值低，油品质也相应好。

· 天然酸度为0.4的橄榄油较好，但这种判断方法只适用于初榨橄榄油之间天然酸度的比较。

· 化学精炼的橄榄油也可以经由人工脱酸过程，达到极低的酸度（0.1~0.2），但品质远不如初榨橄榄油，因此，酸度值只能作为挑选的参考之一。

4.看配料表。 一定只能有"特级初榨橄榄油"一种物质，不能有"精炼橄榄油""橄榄果渣油"等其他名字的油品添加，否则就不是纯正的特级初榨橄榄油，而是化学提取的油和特级初榨混合在一起制成的，其营养价值和健康效益大打折扣。

5.看生产日期。 这里指油果采摘日期。油果年份越新，表示橄榄油越新鲜，内含的营养物质也越丰富。

什么是血脂？

血脂是血浆中脂类物质的总称。

脂类物质分为脂肪和类脂。

1.脂肪又称为甘油三酯，功能是**供应能量和储存能量。**

2.类脂包括胆固醇、磷脂、类固醇和糖脂等，功能是**维持生物膜的正常结构和功能。**

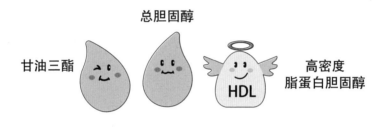

总胆固醇

甘油三酯

HDL

高密度
脂蛋白胆固醇

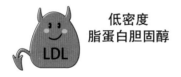

低密度
脂蛋白胆固醇

LDL

血脂四项包括：

· 甘油三酯（TG）。

· 总胆固醇（TC）。

· 低密度脂蛋白胆固醇（LDL–C）。

· 高密度脂蛋白胆固醇（HDL–C）。

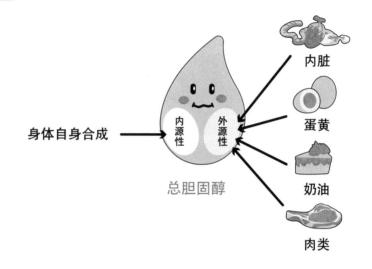

内脏

蛋黄

奶油

肉类

身体自身合成

内源性　外源性

总胆固醇

血脂升高的"主犯"是总胆固醇（TC），甘油三酯（TG）是"从犯"。

高密度脂蛋白胆固醇（HDL-C）有助于抗动脉粥样硬化，俗称**"血管的清道夫"**。

低密度脂蛋白胆固醇（LDL-C），会乘机进入血管，形成斑块，造成血管堵塞，是血脂升高的"罪魁祸首"。

影响总胆固醇（TC）水平的主要因素有：

1.年龄与性别。TC随年龄增长而上升，但70岁后不再上升，甚至可能下降，中青年女性低于男性。女性绝经后TC比同龄男性高。

2.饮食习惯。长期高胆固醇、高饱和脂肪酸摄入可使TC升高。

3.遗传因素。如家族性遗传性高胆固醇血症。

4.缺乏运动。

034 高密度脂蛋白胆固醇（HDL-C）为什么是"好"胆固醇?

- 参考范围：1.16~1.42mmol/L。
- 低位值：＜1.0mmol/L。

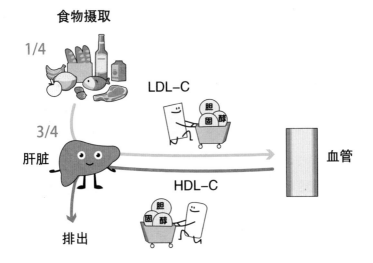

食物摄取

1/4

3/4

LDL-C

肝脏

HDL-C

血管

排出

　　由于**HDL-C**能将血管壁内胆固醇转运至肝脏进行分解代谢（即胆固醇逆转运），**可减少胆固醇在血管壁的沉积，起到抗动脉粥样硬化作用**，因此，被称为"好"胆固醇。

　　一般认为，HDL-C与心血管疾病的发病率和病变程度呈负相关。并且，HDL-C的水平明显还受遗传、疾病等因素影响。

- HDL-C降低常见于严重营养不良、肝炎、贫血和肝硬化等。

　　还需要注意的是，高水平的HDL-C，并非所有情况都一定有益。运动和少量饮酒可能升高HDL-C。

低密度脂蛋白胆固醇（LDL-C）可用于评估动脉粥样硬化心血管疾病风险？

- 参考范围：0~3.4mmol/L；理想水平：< 2.6mmol/L。
- 边缘高位值：≥ 3.4mmol/L 且 < 4.1mmol/L。
- 高位值：≥ 4.1mmol/L。

HDL-C

LDL-C

高密度脂蛋白胆固醇
（"好"胆固醇）

低密度脂蛋白胆固醇
（"坏"胆固醇）

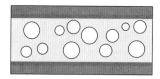

血管正常

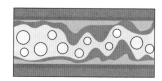

血管变窄

影响总胆固醇（TC）的因素可同样地影响LDL-C水平。

LDL-C增高是动脉粥样硬化发生和发展的主要、独立危险因素。

- LDL-C通过血管内皮进入血管壁内，在内皮下层滞留的LDL被修饰成**氧化型LDL（ox-LDL）**，巨噬细胞吞噬ox-LDL后形成泡沫细胞，后者不断增多、融合，构成动脉粥样硬化斑块的脂质核心。
- 研究表明，**动脉粥样硬化是一种慢性炎症反应**，LDL-C可能是这种反应始动和维持的基本要素。一般情况下，LDL-C与TC趋势一致，但TC水平也受HDL-C水平影响，故最好用LDL-C值取代TC，来评估动脉粥样硬化心血管疾病风险。

低脂饮食就是不吃肉、不吃油吗？

不是。

"低脂饮食"是要求限制每日食物中总脂肪的摄入量，同时提高摄入脂肪的质量。

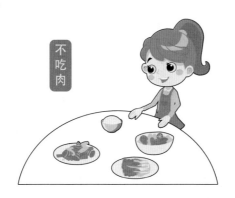

不吃肉

脂肪本身并非"洪水猛兽"，而是人体必需的营养素之一。

· 脂肪是脂溶性维生素的良好溶剂，可促进它们的吸收。脂肪摄取不足可能导致脂溶性维生素的缺乏。

· 肉类除了含有油脂外，还是蛋白质的主要来源，所以建议适量而不过量地食用油脂和肉类。

· 但是，需要注意的是，过多的脂肪摄入会给人体带来过高的能量，更严重的是脂肪代谢物在体内蓄积带来血糖升高、血脂异常等问题。

你的体重正常吗?

目前,国内外公认的评价体重的科学指标是体重指数（BMI）,计算公式是:

BMI(kg/m^2) =体重（kg）/身高^2(m^2)

对于健康成人,BMI < 18.5是体重过轻,18.5 ≤ BMI < 24是健康体重,24 ≤ BMI ≤ 28属于超重,BMI ≥ 28属于肥胖。65岁以上老年人不必苛求体重和身材与年轻人一样,老年人BMI适宜范围是20~27kg/m^2。18岁以下儿童,需具体根据性别、年龄来判断,如下图所示:

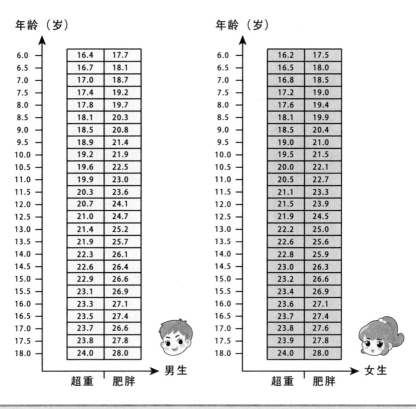

038　引起肥胖的原因有哪些？

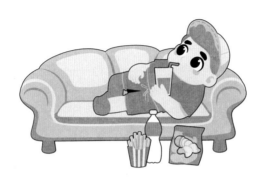

引起肥胖的主要原因包括以下5种因素：

1.遗传因素。

单纯性肥胖通常具有一定的家族聚集倾向。

2.生理因素。

进入中年，由于各种生理功能减退，代谢速度降低，造成脂肪堆积。

3.精神因素。

· 内心放松、精神愉悦容易发胖，也就是俗称的"心宽体胖"。

· 借酒消愁，压力大吃得过多也会造成能量大增导致肥胖。

4.饮食因素。

长期高能量、高脂肪、高碳水化合物饮食，容易造成体内脂肪增加引起肥胖。

5.运动因素。

缺乏运动、久坐不动也是肥胖发生的主要因素之一。

肥胖主要分为遗传性肥胖、单纯性肥胖和继发性肥胖。

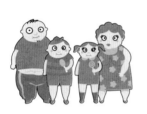

遗传性肥胖

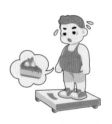

单纯性肥胖

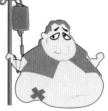

继发性肥胖

1.遗传性肥胖主要指遗传物质变异（如染色体缺失、单基因突变）导致的一种极度肥胖，日常所说的"遗传肥胖"并不是真正的遗传性肥胖，遗传性肥胖实际上较为罕见，平时所说的基本上都是有遗传倾向的单纯性肥胖。

2.单纯性肥胖主要指排除由遗传性肥胖、代谢性疾病、外伤或者其他疾病所引起的继发性、病理性肥胖，单纯性肥胖人数占肥胖总人数的95%以上。

3.继发性肥胖是指由于下丘脑、脑垂体、肾上腺轴发生病变、内分泌紊乱或其他疾病、外伤引起的内分泌障碍而导致的肥胖。

040 什么是"苹果型身材"和"梨型身材"？

大家一定都听说过以下两种常见的肥胖体型：苹果型身材和梨型身材。

这两种体型是根据脂肪储存部位不同定义的。

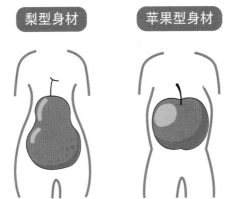

梨型身材   苹果型身材

1.苹果型身材的胖人腰围较大，腰臀比（腰围÷臀围）也大，也就是说，脂肪都堆积在肚子上，这时候内脏脂肪也会过多。

2.梨型身材则是臀部和大腿较胖，腰围和腰臀比可能不大。

这两种肥胖对健康都不利，但相比之下，苹果型肥胖的人出现糖尿病、代谢综合征，以及心血管疾病等慢性病风险较高。

不过处在生长发育期的儿童往往也会有肚子大的现象，人在年龄较小的儿童期个子小，腹肌发育不成熟，那么多内脏堆在腹腔里，即使不胖可能也会挺着一个圆滚滚的小肚子。但随着体格的发育成熟，"腰身"也会渐渐显露出来，如果十几岁的少男少女还是肚子很大，那就要注意了。

041 什么是中心型肥胖？

中心型肥胖又称腹型肥胖，即比较严重的苹果型身材。这类肥胖者的脂肪主要聚集在腹腔内，内脏脂肪增加，腰围大于臀围。该类肥胖者患心脑血管疾病、糖尿病等疾病的风险偏高。

通常，中心型肥胖通过腰围尺寸判定，即**男性腰围≥90cm；女性腰围≥85cm**。

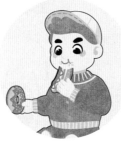

042 超重肥胖也算营养不良？

营养不良，是由一种或多种营养素失衡而引起的一系列症状，具体包括**营养不足、微量元素缺乏和营养过剩**。

· 多数人认为，营养不良是指摄入不足、吸收不良或者过度损耗营养素造成的营养不足。

· 由于暴饮暴食或者过度地摄入特定的营养素而造成的营养过剩也属于营养不良。不适当的节食、暴饮暴食或者缺乏平衡的饮食而造成营养不良。

因此，**过度瘦和肥胖本质都是一种或多种营养素失衡引起的症状，都属于营养不良。**

胖人血脂水平高？瘦人血脂一定正常？

对于这个问题，可能多数人倾向于回答"是的"。这是我们根据以往掌握的健康知识得出的结论。

但是，留心观察周围，我们身边体重正常或体形匀称的人，甚至是"瘦人"却有的出现了高血脂的问题；而有些天天无肉不欢的胖人，血脂倒是正常的。

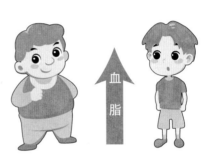

- 有人认为，"基因好怎么吃都没事，基因不好怎么注意都不行"……不，基因可不背这个锅。**遗传因素确实会影响个人，使一个人在某些方面比别人有优势或更易感，或者有某些缺陷，但它不是决定因素。**
- **疾病家族史恰恰是在提醒我们要在生活方式上格外注意，**活出比家族老人更健康的一生，而不是"认命地"保持不健康的饮食和行为习惯，最终导致疾病的出现，从而验证了家族遗传的"必然"。

那么究竟为什么，有的很瘦的人血脂偏高呢？这就涉及"血脂究竟是什么"的问题。

人体内的脂肪分为皮下脂肪、内脏脂肪和血液中的脂肪，胖人是皮下脂肪多，内脏脂肪和血液中的脂肪不一定多；瘦人与此相反，肉眼可见的皮下脂肪虽然少，但内脏/血液脂肪就不一定了。

也就是说，人体吃进去的**食物脂肪**与转化后形成的**身体脂肪**是两回事。

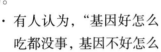

第一部分　蛋白质、脂类和碳水化合物

肥胖对青少年健康有哪些影响？

很多研究表明，成人肥胖多始于儿童期。

肥胖可能对儿童造成的健康影响，主要包括这几方面：

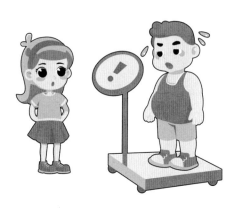

1. 心血管疾病。

肥胖儿童具有患心血管疾病的潜在风险。

2. 肺功能障碍。

肥胖可能导致儿童的肺功能障碍。

3. 糖代谢异常。

肥胖儿童可能易于发生糖代谢异常。

4. 影响生长发育。

肥胖对儿童体力增长、智力发育等均可能造成不良影响。

5. 心理疾病。

肥胖儿童可能容易产生自卑感和情绪不稳定。

045 "小胖墩儿"就是营养好的表现吗？

提到"小胖墩儿"，可能很多家长并不认为这是个问题，甚至还觉得孩子胖点儿是营养好的表现。其实这些超重/肥胖的孩子摄入的能量过剩，某些营养素是不均衡或缺乏的，孩子仍可能处于营养不良的状态。

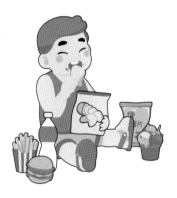

营养不足和营养过剩都属于营养不良。不同于我们印象中面黄肌瘦、骨瘦如柴的状态是属于营养不足，很多胖孩子就是单纯的营养过剩。

这主要是他们**不好的饮食习惯**造成的：

1.挑食、偏食，偏爱"垃圾食品"——油炸、烧烤、甜食等加工食品。

2.用含糖饮料代替白开水。

3.以高油、高盐、高糖的零食代替正餐。

如此，导致出现能量过剩，但微量营养素却缺乏的状态。

家长们一定要引起重视，超重肥胖不单影响孩子形象，即使儿童期身体没问题，成年以后也会比体重正常的同龄人易于患一些慢性病，如高血压、高血脂、糖尿病、心脑血管疾病等。

所以，家长、孩子自己都应该树立意识，从小培养合理、均衡的饮食习惯是非常重要的。一旦孩子有发胖倾向了，或是已经超重、肥胖了，那么就必须狠狠心，把不好的饮食习惯纠正过来。

节食减肥靠谱吗?

一些青春期女生、成年女性过分追求身材苗条，即使自己并不胖，也为了达到明星、模特般的体型而盲目节食减肥，但是，这样做减肥效果并不好。

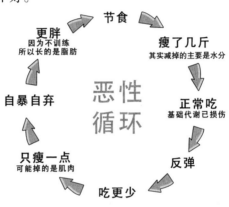

恶性循环

节食 → 瘦了几斤 其实减掉的主要是水分 → 正常吃 基础代谢已损伤 → 反弹 → 吃更少 → 只瘦一点 可能掉的是肌肉 → 自暴自弃 → 更胖 因为不训练所以长的是脂肪

1. 牺牲肌肉。

我们的肌肉含大量水分，肌肉的分解会降低人体的水分含量。所以胖人体重快速降低，是以牺牲胖人本身就少的肌肉为代价的。

2. 皮肤松弛。

虽然体重降了下来，但皮肉变得松弛了。

3. 效率低下。

相同重量的脂肪和肌肉相比，脂肪的体积是肌肉的3倍多！如果能减下来脂肪，效果会更显著。

4. 危害健康。

节食减肥，可能导致多种营养不良相关症状，因而有害健康。

因此，节食减肥并不可靠，甚至危险。

记住，体格匀称，身体健康才是最美的样子。

047　节食减肥有哪些危害？

我们在前文讲述了节食减肥不仅容易体重反弹，还可能对健康造成多种危害。

1.营养不良。短时间过度节食会导致低血糖，出现头晕、乏力等症状。而长期节食造成能量、营养素摄入不足，可能使身体各项功能出现障碍。

2.脑细胞受损。节食引起的营养匮乏会使脑细胞受损，影响大脑记忆力和智力，这对处于生长发育期的青少年十分不利。

正常状态

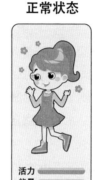

活力
能量

节食状态

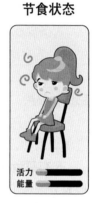

活力
能量

3.神经性厌食症。长期节食可能导致对食物产生强迫性偏见，出现神经性厌食。这种病严重时会发展到即使体重很低，仍不愿进食，严重的会危及生命。

4.内分泌紊乱。

· 机体电解质紊乱，加之营养摄入不足，导致女性出现**月经紊乱甚至闭经**。

5.胆石症。节食使脂肪和胆固醇摄入骤减，胆汁分泌不足，诱发**胆结石**。

6.抑郁症。节食引发的长期饥饿情绪会造成心情烦躁、压抑，还可能引起焦虑、失眠、情绪不稳和强迫性思维等精神症状。久而久之增加患抑郁症的风险。

因此，节食减肥危害大，大家一定不要去尝试。如果确实超重或肥胖，要通过合理膳食、加强运动的方法科学减肥。

048　可怕的脂肪，该如何消除呢？

1.首先，**控制总脂肪摄入量（20%~30%）**，限制反式脂肪酸的摄入，如甜点、冰激凌、咖啡伴侣等加工食品。

2.**多吃鱼（每周≥2次）**，吃肉多吃瘦肉和去皮家禽。

3.**多摄取"好"脂肪，如单不饱和脂肪酸**。橄榄油、菜籽油、花生油、芝麻油、坚果和瓜子都含有单不饱和脂肪酸。

4.日常吃精制碳水化合物如面包、米饭之间，也要穿插吃一些**粗粮、薯类**。减少吃辛辣、刺激性和油脂丰富的食物。

5.多进食蔬菜、水果和**富含膳食纤维的食物**，有助于有效促进胃肠道蠕动，排出代谢废物。

6.**有氧运动**能减少内脏脂肪，如游泳、跑步、骑自行车等。不但充分锻炼了全身肌肉，帮助全身脏腑进行运动。还有助于降低血脂，提高内脏脂肪的代谢率，提高基础代谢率。

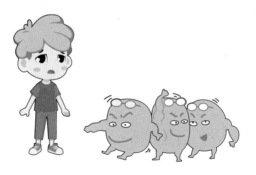

7.研究表明，相对于熬夜，**早睡早起有助于减少内脏脂肪含量**。

8.除此之外，还要**戒烟、戒酒**，以及定期监测自己腰围和体重，必要时咨询医生，制订适合自己的保健计划。

做自己的营养师：科学饮食，远离误区

049 对于减肥应有怎样的观念？

1.科学的减肥方法是"合理营养+科学运动"，并保持健康的生活方式。

2.胖不是一口吃出来的，坚持到底才是正道。把脂肪减下去是个循序渐进的过程。另外，不吃早餐很难达到减肥的目的。

3.不盲目尝试所谓的"速瘦减肥法"，不要期望几天、一两个月就把身上多余的脂肪减掉，如果这么想就容易陷入极端节食的恶性循环。

4.不要轻易选择"低碳饮食"。

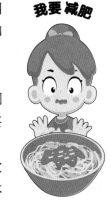

现今流行的低碳水化合物饮食法，如"生酮饮食""轻断食"等，是指吃很少的碳水化合物甚至不吃。

当我们从正常饮食突然转为低碳水化合物饮食时，摄入的碳水化合物急剧减少，就会动用体内的碳水化合物储备（即糖原）来提供能量。

人体可储存400~1000g的糖原，储存1g糖原的同时会附带3~4g水分。当糖原被消耗时，这些水分也离开身体。

这就是为什么低碳饮食早期可以快速减轻体重，有的人甚至能减轻十来斤。

· **减掉的大部分是水和糖原，脂肪很少。**

但是，常发现过不了几周体重就陷入停滞，不再降低。

· 因为体内糖原不再减少，所以体重也不再降低。

而一旦某天饱餐了一顿，发现第二天体重迅速上涨一两斤时，不必担心，也主要是水。

为什么很多人采用了科学的减重方法，但体重却下降很慢？

这是因为，我们的身体不是精密的机器，它会自我缓冲调节。减重不是简单的数学题，**能量平衡对于维持身体各项生理功能十分重要。**

1.大脑是消耗能量的重要器官。

一个成年人大脑每天需消耗400kcal（约为1674kJ）能量，占全天消耗总量的20%左右，如果我们突然减少能量摄入，比如遭受饥荒或者进行节食（人为饥荒），很快就会出现头晕、犯困、思路不清等情况。

2.女性生殖功能需要充足的能量维持。

女性的生殖功能只有在身体能量充足时才能正常进行，如果突然出现能量摄入减少或消耗急剧增加，身体可能降低各种性激素分泌，严重时导致女性月经失调甚至闭经，例如，一些患有厌食症的女孩会因为吃得太少而闭经，训练量极大的女运动员也可能出现这种情况。

3.身体的其他组织再生修复需要能量。

如果增大运动量而又不能摄入足够能量的话，就可能出现肌肉酸痛、疲乏无力等现象，所以运动健身后，为了加快组织修复和运动状态恢复，都要搭配合理的膳食。

正因为能量平衡对身体各项生理功能如此重要，我们的身体才会想尽办法维持能量平衡，拒绝极端变化。

让一个每顿饭都吃很多的人突然大幅度减少饭量，肯定没多久就会感到饥饿而头晕眼花；同样，让一个从不运动的人开始跑步，可能没跑几步就喘得不行了。这就是**身体在能量平衡上的惯性**，身体会想方设法地维持摄入能量＝消耗能量，想打破这种身体惯性是很难的。这就是为什么减肥是如此的不易。

所以，各种宣称不用运动而使用一些莫名的"神器"，吃莫名的"神药"就可以轻松快速减肥的方法，不用想，都是忽悠人，买了就等于上交智商税，无效还好，就怕对身体有害。

想要健康减肥，必须做出更多努力，让身体走出舒适区，长期坚持才能最终成功。

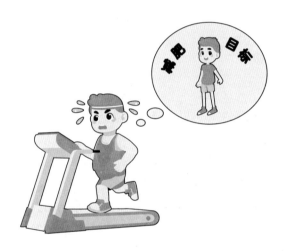

有氧运动：

游泳　　　　　自行车　　　　跑步

无氧运动：

哑铃　　　　　　俯卧撑

按能量代谢分类，可以将身体活动分为有氧运动、无氧运动。

1.有氧运动是指身体活动过程中，能量来源依靠三羧酸循环，吸入的氧气与人体需求达到平衡状态，人体在供应充足氧气的情况下进行身体活动，如长跑、游泳和骑车。

- 有氧运动可以增强心肺功能、消耗多余脂肪，控制和降低体重、提高机体免疫力、降低心脑血管疾病的发病风险等。

2.无氧运动是指依靠磷酸原系统和糖酵解供能，肌肉在"缺氧"状态下进行快速强烈的身体活动，一般是负荷强度高、很难持续时间长、疲劳感消除较慢的身体活动。例如，短跑、伏地挺身、举重、哑铃运动等。

- 适度的无氧运动可以增加肌肉力量、强壮骨骼、促进生长，还能预防心脏病和糖尿病等。

平时外出涉及的骑车、散步等交通性身体活动，以及家务劳动等，虽然不算正式的运动项目，但也有助于达到消耗多余能量的目的，闲暇时应有意识地增加各种身体活动，减少久坐少动。

为什么健康减肥离不开运动？

对于减肥人士来说，饮食控制和加强运动哪个更重要呢？答案是，**饮食与运动同等重要。**

已知，能量消耗中的①基础代谢（60%~70%）和②食物热效应（10%左右）加在一起占很大的比重，而且是很难主动增加的，所以能量消耗中的第③部分——**运动能量消耗**，就成了我们主动控制能量平衡的重要砝码。

日常生活中，体力活动消耗的能量占每日总能量消耗的15%~30%。**体力活动能量消耗又分为两部分：运动能量消耗和非运动能量消耗，**简单说就是主动锻炼消耗的和日常生活中不知不觉消耗的。

运动能量消耗，就是我们以跑步、健身房运动、游泳、跳绳、踢球等运动形式消耗的能量。

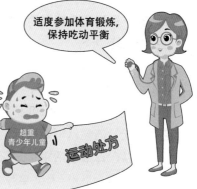

适度参加体育锻炼，保持吃动平衡

超重青少年儿童

运动处方

· 对于一个喜欢一天到晚宅在家里的人来说，尤其总是窝着刷手机、看电视的，可能其一天运动能量消耗仅有50~100 kcal（209~418kJ），而一个运动量很大的专业运动员可以高达3000kcal（12 557kJ）。

运动能量消耗的量，主要取决于运动的强度和运动者的体重。

· 大部分运动，不论是跑步还是瑜伽，都需要对抗自己的体重，而负重训练时，举起100kg的杠铃所消耗的能量肯定比举起60kg消耗的能量要多。

053 什么是非运动能量消耗？为什么要鼓励非运动能量消耗？

非运动能量消耗，是主动锻炼以外的日常活动消耗的能量，包括日常工作、做家务、逛街、搬东西、上下楼梯等。

1.不同人群非运动能量消耗相差较大。

· 例如，警察的日常工作能量消耗就大于白领。

2.身材适中或苗条的人，往往他们的非运动能量消耗比胖人多。

· 观察一下身边那些身材好，不胖不瘦的人，他们是不是看起来积极有活力一些，有一项拿得出手的运动特长，或者爱劳动。

3.一段时间内能量消耗持续大于摄入时，身体会主动减少非运动能量消耗。

· 随着减肥进行，人会不自主地变懒，这也是造成减重平台期的重要原因。回想一下，是不是会有"今天健身了就不走路上班了"之类的想法？如果健身后变懒，降低了非运动能量消耗，那么健身的能量消耗就可能被抵消。

所以，日常生活中，经常站起来活动、勤走楼梯、多做家务，步行或骑车上下班/上下学等，可以在不经意间增加很多能量消耗。

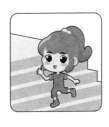 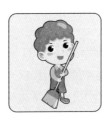 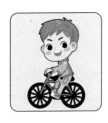

成功减重且长期维持较低体重者，平均体力活动更多，体力活动不足易于在初期减重成功后反弹。营养学监测也显示，**体力活动水平越高的人患糖尿病、高血脂、高血压等慢性病的风险越低。**

做自己的营养师：科学饮食，远离误区

054　应该怎样进行身体活动？

根据《中国人群身体活动指南（2021）》，身体活动包括以下原则：

1.动则有益、多动更好、适度量力、贵在坚持。

2.减少静态行为，每天保持身体活跃状态。

3.身体活动达到推荐量。

4.安全地进行身体活动。

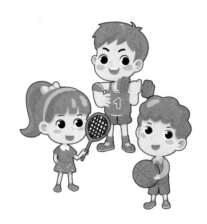

6~17岁青少年推荐的项目包括：

①**每天进行至少1小时中等强度到高强度的身体活动，并且鼓励以户外活动为主。**

②每周至少进行3天肌肉力量练习和强健骨骼练习。

③减少静态行为，每次静态行为持续**不超过1小时**。

④**每天使用电子屏幕时间累计不超过2小时。**

建议，除了正式的运动项目外，每天在日常生活和学习/工作中尽可能保持较多的身体活动，如劳动、步行，对青少年长身体也有益处。

第一部分　蛋白质、脂类和碳水化合物

空腹运动可以消耗更多脂肪吗？

在运动减肥中，每天需要坚持较长时间的运动，一般不少于30分钟，才能达到减肥的目的。

目前，并没有有效的科学依据，证明空腹运动可以消耗更多的脂肪。

在运动过程中，如果人体是空腹的状态，身体因缺乏碳水化合物提供能量，不仅运动能力降低，还容易导致疲劳、虚弱和头晕等低血糖反应。

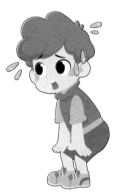

如果血糖值持续走低，严重时还会发生休克。经常空腹运动，不仅对减肥行为有负面作用，还可能把原本健康的身体损害了。

空腹运动对身体可能造成的损害有：

· 肌肉流失。

· 心脏不适。

· 引发代谢性疾病，如酮血症或酮尿症和痛风。

因此，**不建议空腹时进行运动。**

056 运动减肥有哪些注意事项？

1.运动时间要适当： 如果想通过运动进行减肥，每天运动时间建议在60分钟左右，时间不宜过短或者过长。

2.运动前要做热身运动： 因为脂肪燃烧需要一个过程，运动前做热身运动有助于避免关节损伤，而且运动过程中不要动作过于剧烈。

3.运动锻炼方式多样化： 如果长期进行单一运动锻炼，往往会感觉乏味，可以选择多种运动方式。

4.长时间坚持： 如果想通过运动达到减肥效果，需要养成运动习惯并且长时间坚持，如果坚持时间短，一般很难达到减肥效果。

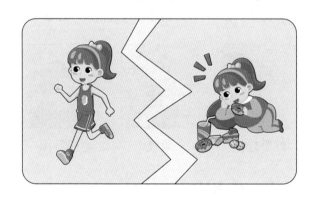

严格的运动减肥建议在正规的健身教练指导下进行，同时配合饮食调理，多吃新鲜的蔬菜和水果，少吃过于油腻的食物。

057　儿童、青少年适合哪些运动？

9~12岁的少年应发展基本运动技能，让孩子广泛掌握多个运动项目技能，保持运动兴趣。

· 跑步、游泳、球类等体能训练项目。注意避免难度过高，对孩子造成困扰而使孩子丧失兴趣。

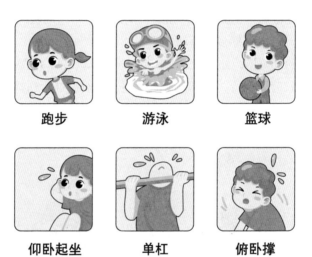

跑步　　　　游泳　　　　篮球

仰卧起坐　　单杠　　　俯卧撑

12~16岁时，鼓励发展下肢爆发力。循序渐进地发展基础力量，进而培养终身体育意识。

· 短跑、沙地跑。

· 投掷实心球、铅球等。

· 仰卧起坐、单杠、俯卧撑等。

第3章

碳水化合物

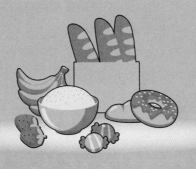

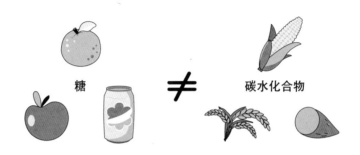

糖　≠　碳水化合物

　　一提到碳水化合物，很多人会立刻把它和糖画等号，认为两者是一回事，其实并没有这么简单。

　　根据化学结构及生理作用，碳水化合物主要分为**糖、寡糖、多糖**3类。也就是说，糖类是碳水化合物的一部分。

　　糖类又包括单糖、双糖和糖醇。单糖是不能被水解的最简单的碳水化合物。食物中**最常见的单糖是葡萄糖和果糖**，葡萄糖可以直接被细胞利用，当葡萄糖进入血液就成了我们说的"血糖"。

　　碳水化合物可以为我们提供能量，它和前面介绍过的蛋白质和脂类合在一起称为"**3大产能营养素**"。

做自己的营养师：科学饮食，远离误区

哪些食物含有碳水化合物？

单糖和双糖的来源主要是白糖、糖果、甜点、水果、含糖饮料、蜂蜜等；多糖主要存在于谷类、根茎类植物中，如大米、小麦、土豆、山药等；碳水化合物还包括膳食纤维，它可以增加饱腹感、促进肠道蠕动，改善便秘，还能降低血糖和血胆固醇，是一种非常重要的营养素。

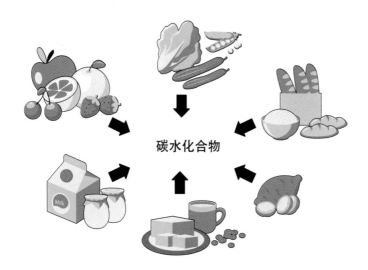

碳水化合物

粮谷类一般含碳水化合物60%~80%，薯类含量为15%~29%，豆类为40%~60%。全谷物和蔬菜水果都富含膳食纤维，一般含量在3%以上。

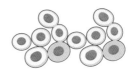

提供能量　　　　　　　构成人体组织结构

1.提供能量。为人体提供能量是碳水化合物最重要的功能。通常我们全天需要能量的50%~65%都由食物中的碳水化合物以葡萄糖的形式来提供，每克葡萄糖在体内氧化可产生4kcal（16.74kJ）能量。

2.构成人体组织结构。我们身体里每个细胞都含有碳水化合物，它主要以糖脂、糖蛋白和蛋白多糖的形式存在，这些糖结合物广泛存在于各组织中，如大脑和神经组织、骨骼、眼角膜等。

 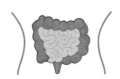

调节血糖　　　　　　　促进肠道健康

3.调节血糖。食物中的糖、淀粉等消化快的碳水化合物可以很快在小肠吸收并升高血糖，而一些寡糖、膳食纤维不能显著升高血糖，会持续缓慢释放入血。

4.促进肠道健康。功臣就是膳食纤维。膳食纤维在胃中吸水膨胀，让人产生饱腹感，有利于糖尿病和肥胖患者减少进食量；膳食纤维能刺激肠道蠕动，有助于改善便秘；膳食纤维还能调节肠内微生物菌群的构成和代谢，对肠道健康有重要作用。

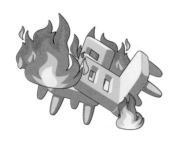
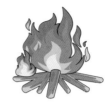

烧家具还是烧柴

5. 节约蛋白质： 当摄入充足的碳水化合物时，人体就会首先利用它作为能量来源，而当饮食中的碳水化合物不足时，身体为了满足对葡萄糖的需求，就会通过其他方式产生葡萄糖，也就是"**糖异生作用**"。

我们的身体会动用体内蛋白质来供能，但这对于"一切生命的物质基础"的蛋白质来说，是一定程度上的"浪费"。就好比在寒冷的冬天，我们因为没有烧火用的柴（碳水化合物）而不得不把屋子里的家具（蛋白质）烧了来取暖。当我们摄入充足的碳水化合物，就不需要动用蛋白质来供能，让它能参与组织构成等更重要的生理功能，也就起到了节约蛋白质作用。

6. 抗生酮作用： 当膳食中碳水化合物供应不足时，体内脂肪或食物脂肪被动员并加速分解为脂肪酸来供应能量。在这个代谢过程中，脂肪酸不能彻底氧化，产生过多的酮体，酮体不能被及时氧化而在体内蓄积以致产生酮血症和酮尿症。充足摄入膳食碳水化合物可以防止上述现象的发生，这就是碳水化合物的抗生酮作用。

004　每天应该吃多少碳水化合物？

中国营养学会建议，成人每日碳水化合物平均需要量为120g，可接受范围为全天总能量的50%~65%，膳食纤维适宜摄入量为每天25~30g。**添加糖每天不超过50g，最好少于25g。**碳水化合物来源应含有多种不同种类的谷物，特别是全谷物，要少吃含大量添加糖的加工零食。

005　碳水化合物在体内如何被消化和吸收？

我们吃进碳水化合物以后：

1.口腔分泌的唾液淀粉酶可以部分分解碳水化合物。

2.食物进入胃里，因为胃液不含任何能水解碳水化合物的酶，所以胃酸只能水解少量碳水化合物。

3.进到小肠中的碳水化合物会在肠腔和黏膜上皮细胞表面被吸收，最后汇合于肝脏，运送到全身各器官。

碳水化合物的消化吸收主要在小肠中完成，最终以葡萄糖的形式被吸收。各种碳水化合物吸收速率不同，**糖醇类吸收速度最慢，**所以升糖速度就慢，而且糖醇的代谢不需要胰岛素，因此被应用于糖尿病患者的膳食中。

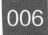
血糖生成指数(简称"升糖指数"),是20世纪80年代研究者提出的概念,用GI表示。

简单地说,**GI就是指吃含有50g碳水化合物的某种食物引起人体血糖升高的程度,与吃50g葡萄糖引起的血糖升高程度的比值。**

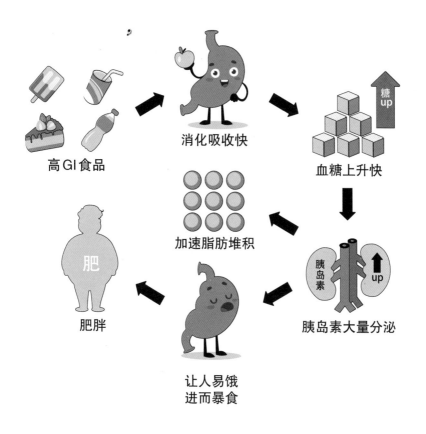

高GI食品

消化吸收快

血糖上升快

糖 up

加速脂肪堆积

胰岛素大量分泌

胰岛素 up

让人易饿
进而暴食

肥

肥胖

第一部分 蛋白质、脂类和碳水化合物

葡萄糖的GI作为100，以此为标准，其他食物的GI与葡萄糖相比分为低、中、高三档：**低GI ≤ 55，中GI为55~70，高GI ≥ 70。**

一般来说，精米精面、含糖饮料、西餐甜点、饼干等都属于高GI食物；五谷杂粮、豆类大都属于低GI食物，大部分蔬菜都属于低GI食物。

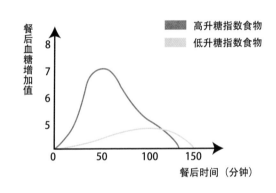

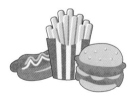

高升糖指数食物

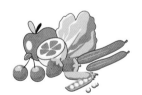

低升糖指数食物

对于水果而言，因为富含果糖及膳食纤维这些升糖速度较慢的成分，所以大部分水果的GI都不高，但是加工水果制品如水果干、果脯等，去掉水分后含糖量较高，属于高GI食物。

为什么糖尿病患者要多选择低GI的食物?

　　高GI食物进入胃肠道后消化快、吸收完全，葡萄糖迅速进入血液，在让血糖快速升高的同时，可以快速为身体提供能量。

　　反之低GI食物在胃肠停留时间长，食用后血糖上升缓慢，因此GI值可作为糖尿病患者选择食物的参考依据。**对于糖尿病患者，高GI食物无疑加重了胰腺负担**，特别是对于不能有效控制血糖的患者，高GI食物会增加他们发生并发症的风险。

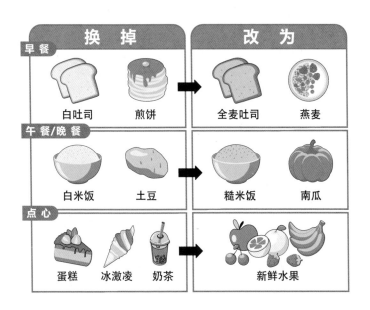

换　掉		改　为	
早餐			
白吐司	煎饼	全麦吐司	燕麦
午餐/晚餐			
白米饭	土豆	糙米饭	南瓜
点心			
蛋糕 冰激凌 奶茶		新鲜水果	

第一部分　蛋白质、脂类和碳水化合物

血糖正常的青少年也要少吃高GI的食物吗？

对于血糖不高的儿童青少年来说，虽然没有糖尿病，也不要吃很多高GI的食物，吃高GI的食物容易刺激血糖骤升骤降，让我们饿得更快，饥饿感再度来袭时又要继续补充能量，如果仍然选择高GI的食物，就会进入吃得多但饿得快的恶性循环。

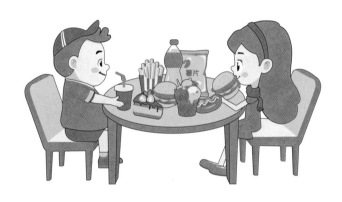

对于健康人来说，只要血糖一升高，胰腺就会分泌胰岛素，快速降低血糖的同时为身体提供能量，并把多余的糖变成糖原和脂肪储存起来；血糖升高越快、程度越高，就会刺激身体分泌更多的胰岛素，**长期刺激胰岛素大量分泌，让身体各器官对胰岛素都不再敏感，出现胰岛素抵抗，胰腺即使努力分泌很多胰岛素但降糖效果也越来越差，最终，极易导致糖尿病的发生。**

010 低GI的食物都是健康的，高GI的食物都是不健康的？

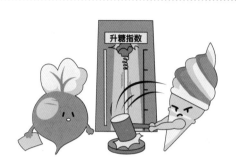

　　低GI食物大都富含膳食纤维，饱腹感强，有利于控制体重，但是，**GI值这个概念不涉及食物的能量**。比如说，炸薯片和花生米GI值非常低，但它们提供的能量很高，每100g的能量高达500kcal，我们不能因为花生和薯片GI低就放心多吃。再比如，西瓜是一种高GI食物（GI=72），而炸油条的GI值是74.9，虽然GI都很高，但很明显，西瓜比油条健康。

　　对于西瓜这种单位质量碳水化合物含量低的食物，GI并不能反映日常食用量对血糖的影响。

　　西瓜含水量很大，要吃500g（1斤）西瓜才能达到一根油条的升糖效果。所以，**西瓜和油条的GI值虽然差不多，但以日常吃的量来看，西瓜对血糖的影响要小于油条。**

　　而且吃西瓜还能吸收水果中的各种营养素，而油条除了有碳水化合物、脂肪和少量蛋白质，最显著就是因油炸增加的能量了，其中的维生素和矿物质都会不同程度地被破坏，过度油炸还可能产生有毒有害的物质。

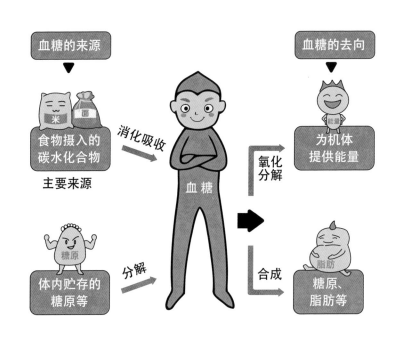

血糖是身体细胞的主要能量来源，它的来源有3个：食物转化、肝糖原转化、糖异生。

其中，肝糖原转化和糖异生都是身体为调节血糖迫不得已做出的选择。

血糖的主要来源还是要通过食物转化，也就是我们需要通过吃各种食物来获得碳水化合物，从而生成血糖。

我们的身体里还有两个葡萄糖储存库——肝糖原和肌糖原。当我们需要葡萄糖的时候，糖原可以迅速地转化为葡萄糖为身体提供能量。

· **肝糖原在我们饥饿时被分解释放入血，来维持血糖稳定。**在肝功能受损时，这种调节血糖的能力就会下降。

· **肌糖原主要为肌肉收缩提供能量。**

如果，某天你没有吃午饭，你会发现到了下午也没感觉头晕、心慌，也就是血糖没有剧烈下降，而是维持平稳，这就是肝糖原发挥了释放血糖的作用。但是，如果长期处于饥饿状态，肝糖原就会被耗尽，之后身体就只能启动**糖异生**途径来获取葡萄糖了。

糖异生，顾名思义，就是不一样的生糖过程——动用其他物质来转化为葡萄糖，例如，蛋白质和脂肪。

第一部分　蛋白质、脂类和碳水化合物

血糖负荷是什么？

高GI的食物，如果其中碳水化合物含量很少，尽管容易转化为血糖，但对血糖总体水平的影响并不大，为了解决这个问题，一个新的概念产生了，也就是**血糖负荷（GL）**。

GL=摄入食物中碳水化合物的重量 × 食物的GI/100

一般我们认为，**GL＜10为低GL食物，10~20为中GL食物，＞20为高GL食物**。

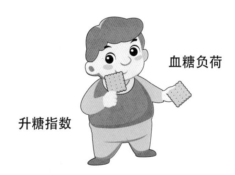

血糖负荷

升糖指数

GL可以反映吃1份食物产生的升血糖效果，1份就是我们日常一次吃的量，比如，一片面包、一块西瓜等。西瓜的GI是72，但一块（100g左右）的血糖负荷只有5，只要不吃太多，西瓜并不会让血糖迅速升高。水果蔬菜含水量高，碳水化合物含量少，所以总体来讲GL都低。**GL和GI结合使用，可以综合衡量特定食物的一般摄入量对血糖的影响，更贴近实际**。

了解GI会对我们的生活有什么帮助？

　　GI主要是针对碳水化合物类的食物，很多混合食物都没有固定统一的GI，**食物混合后GI会降低，如单独吃米饭馒头这类主食比吃主食＋肉类＋蔬菜易于升高血糖，**因此，单纯用GI来衡量食物是否健康并不可取。

　　尽管GI并不能精准地指导我们科学饮食，但它对于调节和控制血糖有很好的参考价值，并且通过了解GI，我们可以更加明确一个方向，那就是尽量选择天然的、膳食纤维含量高的、加工少的食物，同时减少添加糖的摄入，少吃油炸食品，每一顿饭都要注重食物多样化，多种食物搭配着吃既能获得更丰富的营养，又有利于减轻对餐后血糖的影响。

第一部分　蛋白质、脂类和碳水化合物

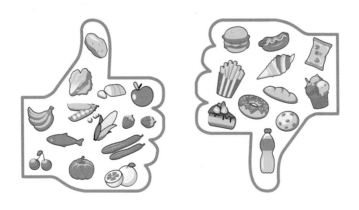

014 碳水化合物摄入过多或过少会对健康有怎样的影响？

我们每天靠碳水化合物提供的能量一般占总能量的50%~65%，人体摄入过量或不足的碳水化合物都会对健康产生不利影响。

1.过多：超重，甚至肥胖。

吃太多富含碳水化合物的食物会导致能量过剩，如果身体活动量不足以消耗掉多余的能量，则会导致超重、肥胖的发生，尤其是中心型肥胖（腹型肥胖）。

另外，过量摄入碳水化合物会直接升高血糖，长期高碳水化合物饮食对糖尿病患者不利。

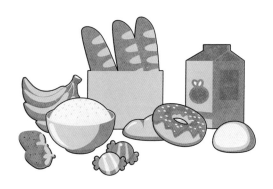

2.过少：低血糖，甚至酮症酸中毒。

如果碳水化合物摄入不足，人就容易出现低血糖症状，感到头晕、心慌、乏力等。

脂肪在体内分解代谢，需要葡萄糖的协同作用，当膳食中的碳水化合物摄入不足时，吃进来的脂肪或者身体脂肪会被动员来提供能量。分解过程中脂肪酸不能彻底氧化而产生过多的酮体，蓄积过多时就可能会导致酮症酸中毒。

015 血糖有哪些用途？

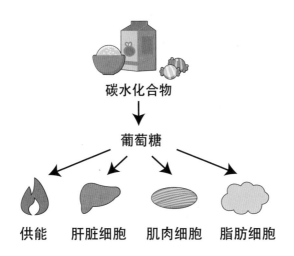

碳水化合物

↓

葡萄糖

供能　肝脏细胞　肌肉细胞　脂肪细胞

1.为细胞供能。膳食中的碳水化合物是人类最主要的能量来源。

2.转化成糖原。食物经胃肠道消化吸收后，其中的糖类进入肝脏后部分转化为糖原储存起来，糖原是一种多糖，由大量葡萄糖分子组成，主要储存在肝脏和肌肉组织中。

3.转化成脂肪。虽然饥饿时身体可以动用糖原来补充血糖，但肝脏和肌肉储存糖原的能力也不是无限的，面临"大饥荒"时就不够用了，这时，就要启动一个**更大的储存空间——脂肪（皮下脂肪和内脏脂肪）**，这是人体经过长期进化逐渐完备的功能，因为只有这样才能熬过恶劣的饥荒。所以，摄入过多的碳水化合物后，如果运动量不足，消耗不掉的糖类就会转变为脂肪，由此导致肥胖。

主食没有动物性食物有营养吗？

主食类食物中最主要的营养成分就是碳水化合物，碳水化合物是构成身体组织的重要物质，它参与细胞的组成和多种生理活动。碳水化合物更是身体活动的主要能源，它被摄入后直接转化成葡萄糖，能量释放和利用的速度很快。**按照平衡膳食的要求，人体一半以上的能量应该由主食供给。**

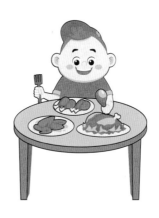

动物性食物主要指肉（鱼）类食物，它们能提供蛋白质、脂肪、维生素和矿物质，但普遍缺乏碳水化合物、维生素C、膳食纤维。猪、牛、羊肉等红肉还含有较多的饱和脂肪和胆固醇，过多食用可能增加肥胖、糖尿病、高血压、心脑血管病等慢性病的患病风险。

食物没有好坏，也不存在一种食物比另一种更有营养的说法。**做到饮食多样，不挑食、不偏食，合理搭配才能满足人体全部的营养需求。**

所以，不能简单地得出主食没有动物性食物有营养的结论。

细粮是指精加工制成的白米、白面。稻米和谷物在加工过程中，富含B族维生素、膳食纤维和矿物质的谷皮层、糊粉层、胚芽都会被丢弃，留下的就是碳水化合物含量高的胚乳。

· 白白净净的米面口感细腻，但损失了B族维生素、膳食纤维等营养成分。长期只把精米精面作为主食可能对健康不利。

粗粮包括碾磨程度很低的糙米、全麦，还有玉米、高粱、荞麦、燕麦等杂粮，以及薯类和红豆、绿豆、蚕豆等各种杂豆。全谷物保留了完整谷粒具备的天然营养成分，富含B族维生素、膳食纤维、矿物质，以及不饱和脂肪酸、植物固醇等。薯类和杂豆也含有丰富的B族维生素和矿物质以及维生素。

· **粗粮虽然口感比不上细粮，但多吃粗粮，有助于控制血糖、预防便秘，还有利于减肥等，好处很多。**

但需注意，如果每餐大量吃粗粮，可能因膳食纤维摄入过多而影响其他营养素吸收。另外，老人和孩子的消化能力弱一些，还可能出现胀肚。

《中国居民膳食指南（2022）》建议，我们每天主食中要有一半的粗粮。不要不吃粗粮，也不能只吃粗粮，粗细搭配才是主食的正确食用方式。

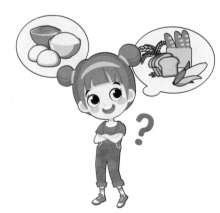

第一部分　蛋白质、脂类和碳水化合物

谷薯类食物含有丰富的碳水化合物、蛋白质、B族维生素、矿物质和膳食纤维等营养物质。

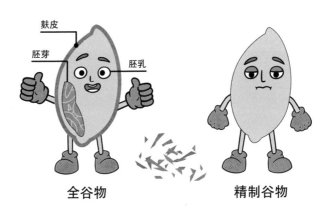

全谷物　　　　　　　　　　**精制谷物**

与精制谷物相比，全谷物是指未经精细化加工或者虽经碾磨、粉碎等加工处理，但仍保留了完整谷粒所具备的谷皮、糊粉层、胚乳、胚芽及其天然营养成分的谷物。

全谷物包含了谷物全部的天然营养成分，如膳食纤维、B族维生素和维生素E、矿物质（磷、钙、镁、钾）、不饱和脂肪酸、植物甾醇等物质。

很多研究都表明，**全谷物对于身体有很多的健康益处，例如，预防心血管疾病、糖尿病、结直肠癌等严重慢性疾病，还有助于控制体重、降低体脂。**

019　每天该吃多少全谷物？

《中国居民膳食指南（2022）》的第一条准则"食物多样，合理搭配"中提出了谷类为主、粗细搭配的膳食建议。

谷类为主是指谷薯类食物所提供的能量要占到膳食总能量的一半以上，这也是平衡膳食的重要基础。

谷薯类的每天推荐摄入量是谷类200~300g（其中全谷物和杂豆类50~150g），薯类每天50~100g。

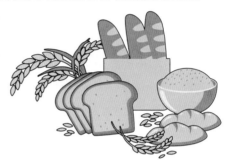

020　当心！你吃的"全谷物"有可能是假的？

最好分辨的全谷物是原粒的谷物，像是燕麦、荞麦、黑麦、黑米、糙米等，但因为现在快节奏的生活，很多人会去选择带包装的加工食品，最常见的就是全麦面包、全麦饼干等。很多谷类食物的包装上都会标注"全麦""添加麦麸"或标有"五谷杂粮"等字样，这些是真正的全谷物吗？它们能提供全谷物的营养吗？

事实上，很多标注了"全谷物"的食物并不是真正意义上的"全谷物"，大部分谷类食物加工时还是会去掉麸皮和胚芽的，并且我国全谷物食品的相关标准和标识管理尚不完善，即使食物中全谷物含量只有一点，也是可以在包装上标注"全麦"等全谷物标志字样的。

如何选购全谷物？

购买全谷物食品时，大家要注意看配料表：

配料表标示原则——"食物用料量递减"，这意味着，配料表中排在第一位的一定是这种食品中含量最高的成分。

如果某种全麦食物，它的配料表中排在第一位是"小麦粉"，而没有"全"字，那么，它就不能算作真正的全谷物食品。

另外，"添加麦麸"的食物中添加物比例不一定与天然谷物比例一致，很多也是只有麸皮而没有胚芽的。

还要注意，有的食物包装上写着含有多种谷物，但每一种都不是全谷物，不管它的包装上印有怎样的"五谷杂粮""多种谷物"，它也不能算作全谷物食品。

尤其是很多面包、饼干、各种方便冲调的糊类产品等，往往会添加很多糖，营养价值不高能量却很高，还含有不少的钠，不要被名字迷惑而想通过多吃这类零食来补充全谷物的营养。

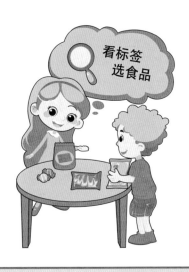

看标签
选食品

做自己的营养师：科学饮食，远离误区

怎样保证每天摄入适量的全谷物？

　　全谷物的美中不足就是它的口感有些粗糙，不像精米精面那样细腻。

　　这个时候可以把我们的豆浆机、料理机、破壁机都利用起来，从全谷物和大豆（黄豆、黑豆、青豆）及杂豆（红豆、绿豆、芸豆、蚕豆）中选择几种食材，还可以加入一些白米、坚果和大枣，混合打成粉冲调食用，美味、营养又方便。不过这种糊状食物升血糖速度很快，糖尿病患者不要尝试。

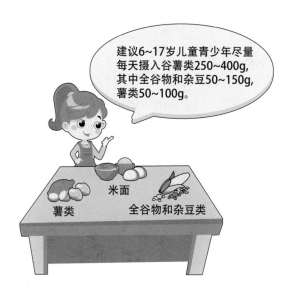

建议6~17岁儿童青少年尽量每天摄入谷薯类250~400g，其中全谷物和杂豆50~150g，薯类50~100g。

薯类　米面　全谷物和杂豆类

　　全谷物食品虽然好，但也只是属于谷薯类的食物，不能提供人体所需的全部营养物质，合理营养还需要有鱼、禽、肉、蛋、奶、豆类食物和新鲜果蔬的均衡摄入。

不爱吃粗粮怎么办？

有很多人不爱吃粗粮，觉得粗粮"拉嗓子"、不好咽，但是，可不要因为粗粮口感不好就不吃，咱们每天的主食最好有一半左右是全谷物、薯类、杂豆这些粗粮。

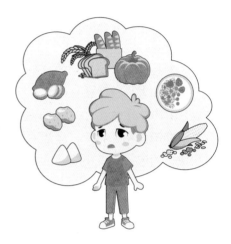

烹调的原则是粗细搭配，具体可以参考下面的几种烹饪妙招：

1. 粗粮细做。

杂粮不太易熟，建议提前用水浸泡1~2小时。

· 米饭掺些小米，用普通电饭锅做出香软的杂粮饭。

· 用高压锅做杂粮粥，可以多选几样粗粮，加上几颗红枣，美味又健康。

· 还可以用料理机等将粗粮打碎做成豆浆、米糊等。

2. 杂粮做配菜。

比如，在一些炒菜中加入玉米、山药、土豆；炖汤时还加入芸豆、薏米等。

3. 零食加餐。

煮玉米、烤红薯、蒸山药、蒸芋头，都可以作为健康的零食加餐食用。

024 喝粥真的养胃吗?

咱们中国人自古就非常讲究喝粥,在很多人的观念里,都认为"喝粥养胃"。但旧时候,人们经济条件落后,煮粥用的粮食基本是粗粮,而现在所用大多是精米,没有麸皮,同样是粥,对身体的影响有一定差异,那现代人该如何科学地喝粥呢?

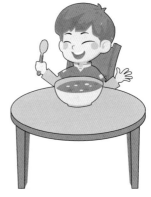

1.不要顿顿喝粥。

有的人非常爱喝粥,也爱吃各种主食,每天三顿饭吃很多米饭、面条,最后还要加上一碗白米粥。主食虽然是我们平衡膳食不可缺少的一部分,但吃太多就可能因碳水化合物摄入过量引发营养素不均衡的相关问题。

2.不要只喝细粮粥。

很多人喝粥都选白米粥或者小米粥(小米熬成粥会丧失大量的"粗粮属性"),这样一来很难营养全面,还可能造成血糖波动、能量过剩。建议大家每次熬粥时从全谷物(燕麦、荞麦、黑麦、黑米、玉米、糙米等)和大豆(黄豆、黑豆、青豆)及杂豆(红豆、绿豆、芸豆、蚕豆等)中选择几种食材,还可以加入一些薯类(红薯、山药等)、坚果和大枣,美味又营养。

3.不要在一餐中只喝粥。

爱喝粥的人每天早餐可以在鸡蛋、肉类、蔬菜水果以外,加一碗粥,或者晚餐适当减少主食量,饭后来一碗杂粮粥,不要在某顿饭只喝粥。

不吃主食就能减肥吗?

米饭和馒头等主食富含碳水化合物,前面我们介绍了碳水化合物的各种功能——它是人体不可缺少的营养物质,是红细胞唯一可利用的能量,也是神经系统、心脏和肌肉活动的主要能源。因此,**碳水化合物对构成身体组织、维持神经系统和心脏正常功能、增强耐力、保持工作效率都有重要意义。**

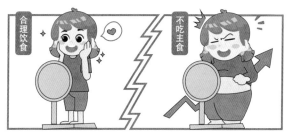

不吃主食 不靠谱

有些人为了追求身材苗条,吃很少的主食甚至干脆不吃主食,这种做法也许短期内可以减掉一些体重,但却会对身体造成很大伤害。对于儿童青少年,可能影响生长发育、降低免疫力,还可能导致注意力不集中、记忆力减退从而影响学习效率。

薯类的营养价值高吗？

薯类是根茎类食品，种类多样，包括马铃薯、红薯、木薯、山药、芋头等，是我国传统膳食的重要组成部分。它们不仅含有丰富的淀粉、膳食纤维，还含有叶酸、烟酸、镁、钾、铁、锌等人体必需的多种营养素。

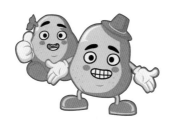

薯类的碳水化合物含量大约为20%，其中淀粉含量高但多为抗性淀粉，适量食用不仅不会使人发胖，还有利于控制体重。薯类的蛋白质和脂肪含量很低，能量低于其他粮谷类食物。**薯类中还有多糖、多酚等生理活性物质，以及丰富的膳食纤维**，如纤维素、半纤维素和果胶等，也都是精米精面中非常缺乏的。

· 红薯中的 β–胡萝卜素和维生素C含量比较丰富，甚至超过了一些蔬菜，这也是其他粮食作物中几乎不含有的营养成分。

· 红黄心红薯中的胡萝卜素含量更高，对保护视力有益处。

· 白心红薯的膳食纤维含量高，含糖量比红黄心高，口感甘甜。

· 紫心红薯的硒和花青素含量较高，是抗氧化的高手。

第一部分 蛋白质、脂类和碳水化合物

生活中有哪些常见的薯类？

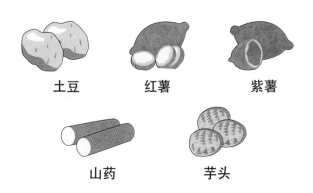

土豆　　　红薯　　　紫薯

山药　　　芋头

生活中常见的薯类应该是马铃薯和红薯了，也就是我们俗称的土豆和山芋（地瓜）。它们经过蒸、煮或烤后，可直接作为主食食用，也可以炒菜、熬粥（如炒土豆丝、山芋粥）。

薯类还可以与蔬菜或肉类搭配烹调，比如土豆炖牛肉、山药炖排骨等。**土豆、山药、芋头这些薯类食物在我们的日常餐桌上大都是作为蔬菜出现的，但其实从营养价值来看它们都属于薯类食物。**

除了富含碳水化合物、B族维生素、膳食纤维以及各种矿物质，这些薯类中还含有一种特殊的营养成分——黏蛋白，尤其是**山药，黏蛋白有助于防止脂肪在心血管沉积，保持血管弹性，预防动脉粥样硬化的发生，对于增强免疫力有一定帮助。**

所以，如果胃肠功能允许，可以适量多吃薯类。

028 薯类应该怎么吃？

　　《中国居民膳食指南（2022）》推荐，14~17岁青少年应当每天食用50~100g薯类，与成人的推荐量一致，6~13岁学龄儿童每天吃25~50g，包括红薯、马铃薯、山药、芋头等。新鲜薯类水分含量较高，蛋白质、矿物质及维生素含量均高于水稻、小麦和玉米。薯类还含有丰富的膳食纤维，可以促进肠道蠕动，预防及改善便秘。那么，我们应该如何正确食用薯类呢？

　　1.薯类主食化。

　　马铃薯、红薯、山药、芋头可以通过蒸煮的方式来代替部分主食食用，也可以切块煮粥食用。

　　2.薯类做成菜品。

　　炒土豆是我国居民的家常菜，可以切丝、切片、切块来烹调。薯类可以搭配其他蔬菜或肉类做成各种菜品，比如土豆炖牛肉、山药炖排骨、青椒土豆、山药木耳等。

　　3.薯类作为零食。

　　比如烤红薯干、原味山药薄饼等。注意，油炸薯条、薯片不要多吃。

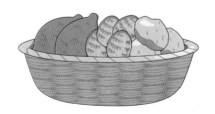

029　可以每天用红薯代替主食吗?

红薯营养价值高，还能改善便秘、控制能量摄入而有助减肥，但这些并不代表每天可以用它来完全代替米面作为主食。**红薯中淀粉和膳食纤维含量较高，饱腹感强，但蛋白质、脂肪含量较低，吃太多会导致营养摄入不均衡。**

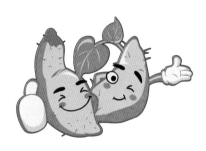

1. 不宜用薯类完全代替主食。

主食还是要以谷类（米、面）为主，掺上杂豆类。建议每天的薯类摄入不超过100g。

2. 胃肠功能较差的人和糖尿病患者不宜多吃红薯。

因为红薯中不溶性膳食纤维含量较高，如果吃太多，会加重胃肠负担。而且红薯进入胃肠道后消化快、吸收率高，葡萄糖释放速度快，血糖峰值较高，容易在短时间内引起血糖升高，因此，糖尿病患者要限制红薯摄入量。

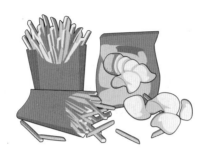

　　虽然薯片、薯条也算薯类，但加工方式并不健康。过多油炸食品的摄入会增加超重和肥胖的发生风险，还可能引起营养不良。所以，油炸的薯条、薯片还是少吃为好。

　　大家还要记住这样两个概念：

　　· **任何食物过了油之后，能量都会成倍增长；**

　　· **油炸是对食物营养成分破坏最严重的一种烹调方式。**

　　薯类除了做主食，做菜品，还可以作为日常生活中的零食。我们建议首选原味风格，以简单的方式加工，如烤地瓜、烤土豆，蒸熟、烘干的红薯干也是不错的选择。

今天，你"戒糖"了吗？

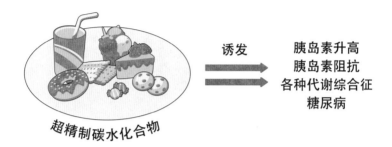

诱发 → 胰岛素升高
胰岛素阻抗
各种代谢综合征
糖尿病

超精制碳水化合物

如今流行的"戒糖""断糖"理念，让不少人开始有意识地减少糖分摄入，并将其视为迈向健康的第一步。

那么，这种生活方式真的健康吗？

"戒糖"确实是健康的，不过执行起来难度大。而且有个关键问题就是不少人都理解错误，并且在错误地执行着。戒糖，该戒掉的是什么？很多人都把这个糖和碳水化合物画等号，所以衍生出来为了戒糖而不吃主食，这是非常错误的。碳水化合物为我们提供能量，还辅助完成很多项重要的生理功能，是生命必需的营养素。

碳水化合物分为好多种，**戒糖，应该针对的是简单碳水化合物（主要针对添加糖），而不是谷物这类复杂碳水化合物（淀粉、膳食纤维）。** 谷物除了提供能量，还提供很多人体必需的营养素，它是平衡膳食的基础，是非常重要的。

032 什么是添加糖？

添加糖是指人工加入食品中的糖类，包括单糖和双糖。

添加糖明显的特征是具有甜味。常见的有蔗糖、果糖、葡萄糖、果葡糖浆等。我们日常食用的白砂糖、绵白糖、冰糖、红糖都是蔗糖。

033 如何正确戒糖？

我们需要戒掉的是添加糖，添加糖只能提供能量和满足口味需要，提供不了其他的营养，完全可以不吃。但是甜食、甜饮料味道好，实在戒不了，可以尽量少吃。

《中国居民膳食指南（2022）》提供了一个摄入限量：**每人每天添加糖摄入不要超过50g，最好少于25g。**

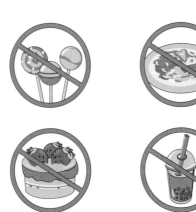

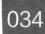

034　选购零食时该怎样控糖？

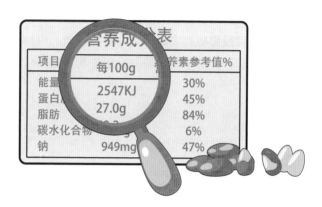

我们在购买零食时要注意看食品标签上的**营养成分表**。

营养成分表上1+4的基本信息（1表示能量，4代表4种核心营养素）介绍了每100g食物（或液体食物的每100mL）中，含有多少能量、蛋白质、脂肪、碳水化合物和钠，及其占人体每日所需的百分比。

想要控糖，就要先看表上碳水化合物含量。表中的碳水化合物是食物原料的碳水化合物和添加糖的合计，对于本身碳水化合物含量少的食物我们可以通过对比选出添加糖较少的那种。有的食品包装会单独标注**"糖多少克"**，这时候就能看出添加糖的量了。

另外，还有一处信息可以参考——**配料表**，配料表遵循食物用料量递减的标示原则，由此可以看出哪些配料添加得多。

· 有些饼干，我们认为，肯定是小麦粉排第一，但实际一看，蔗糖排第一，后面跟着一堆其他甜味剂，小麦粉反倒排得挺靠后，说明这款饼干添加糖很多，尽量不要选。

035 水果中的糖就可以多吃吗?

水果中常见的糖包括果糖、葡萄糖和蔗糖。每种水果的糖的构成不一样。一般果糖占比5%~13%，富含果糖的水果有苹果、香蕉、草莓、梨、杧果等。含糖量高（15%以上）的水果有枣、椰肉、香蕉等；含糖量低的有草莓、柠檬、杨梅、桃等。

虽然水果中的糖是天然存在的，不属于添加糖，但它们毕竟也是糖类，吃多了会造成能量过剩，容易引起肥胖，还可能增加多种代谢性疾病的发生风险和龋齿患病率。

当然，带来这些危害的前提是吃得太多了，但现状是，大部分人每天吃的水果量达不到膳食指南的推荐摄入量。

水果中不仅含有糖，还含有多种有益健康的营养成分，例如，维生素C、β 胡萝卜素、B族维生素、钾、钙、镁、膳食纤维，以及多种有益健康的天然物质，适量摄入有助于增强免疫力，预防多种慢性疾病。

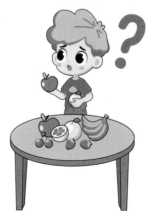

怎样正确吃水果？

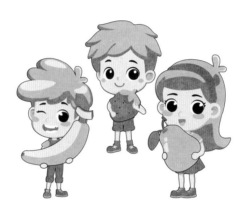

1.《中国居民膳食指南（2022）》建议健康人每天摄入200~350g新鲜水果，也就是半斤左右。

· 吃水果的时间不必固定，在两餐之间吃最好。

2.直接吃水果，不喝或尽量少喝果汁。

· 鲜榨果汁虽然没有人工添加糖和其他添加剂，但原果的膳食纤维和水溶性维生素会在压榨过程中不同程度地损失。

· 榨汁时可能需要好几个水果才榨出一杯汁，喝进去很容易就糖摄入超标了。

· 果汁饮料就更不必说了，营养成分很低，基本组成就是水、糖和各种添加剂，能不喝就不喝。

037 什么时候吃水果最好？

我们人体的**消化能力与消化液的分泌和胃肠的蠕动有关**，而与进食时间的关系并不大。所以一般来说，健康人什么时候吃水果都可以。在早餐中加入一些水果也很不错。

成年人为了控制体重，可以在餐前吃水果，有利于控制进餐总量，避免过饱。有人认为空腹吃水果会刺激胃黏膜，引起胃痛、胃胀，但其实水果里的有机酸pH值为3~5，而胃酸的pH值小于2，所以，**水果中的有机酸伤害不了胃黏膜**。

食物中的单宁酸和草酸与蛋白质结合会生成不溶物质，可能引起胃痛、胃胀，但水果中的单宁酸和草酸含量并不高，身体健康的人空腹吃水果没什么不妥。

不过患有胃肠疾病的人易受到水果中的蛋白酶或单宁酸的影响。**杜果、木瓜、菠萝、猕猴桃等富含蛋白酶的水果，不适合有胃肠疾病的人空腹食用**。

餐后立刻吃水果会进一步升高血糖，特别是吃得很饱后再吃水果，可能引起胃胀，也会影响食物营养的吸收利用。

因此，**水果时间安排在两餐之间，既能补充水分和能量，又能获取丰富的营养素。**

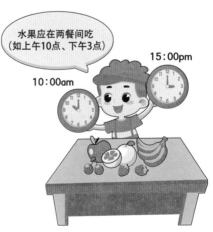

水果应在两餐间吃
（如上午10点、下午3点）

15：00pm

10：00am

水果的果皮有营养吗？

是的，水果的果皮很有营养。

1.水果的抗氧化成分，特别是多酚类物质，往往在果皮中含量最为丰富。

· 苹果中的花青素主要存在于果皮当中。

· 柑橘类的类黄酮含量以果皮下面的白色海绵状部分最高。

· 葡萄中的白藜芦醇等多酚类物质主要存在于果皮中。

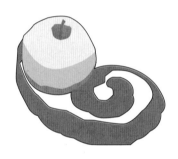

2.果皮还富含果胶等膳食纤维以及维生素、矿物质。

· 苹果的果皮中微量元素含量是果肉的4~5倍，柔软的果皮也是膳食纤维的极好来源。

但是，考虑到果皮农药残留问题，在吃之前一定要清洗干净，可以使用小苏打、洗洁精、淘米水等洗涤剂清除污染物质。尤其是来源可靠，或属于有机食品、绿色食品认证产品的水果，带皮吃更加有利于健康。

039 熟吃水果有利于养生？

对于身体健康的人来说，还是生吃水果更好。虽然水果中富含的钾、镁、有机酸、果胶等成分都是不怕热的，但是维生素 C、B 族维生素等物质都会在加热过程中有所损失。

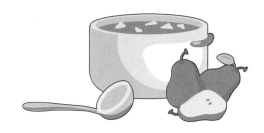

而对于消化不良、有胃肠疾病或者吃水果感到不舒服、牙齿不好、身体虚弱的人，熟吃水果也是可以的，总比不吃水果好。水果煮熟之后某些营养成分还可能得到增加，例如，苹果和柑橘，带皮蒸熟或煮熟有利于使花青素、类黄酮等营养成分渗入到果肉中。

在我国中医药方中，也常有熟水果入药的例子，如盐蒸橙子、蒸柚子、煮梨水、花椒蒸梨等，当然这些成分并不是吃得越多越好，应按需摄入。

因此，如果胃肠、咀嚼功能正常，还是直接生吃水果更好，这样营养成分能够最大程度得到保留。

第一部分·蛋白质、脂类和碳水化合物

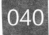

不可以。

水果加工制品，是因为新鲜水果难以长期保存，携带和摄入比较麻烦，为了延长保质期和方便食用而被研发出来的。

常见的水果制品有果汁、果脯、果干、水果罐头等。

· 果汁是由水果经压榨去掉残渣制成，加工中会使维生素C、膳食纤维等有一定的损失，很多果汁还会额外添加糖。

· 果脯是将新鲜水果糖渍而成，维生素损失较多，含糖量也高。

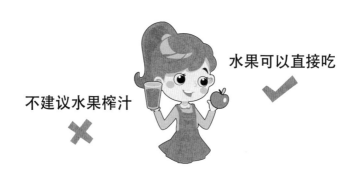

不建议水果榨汁   水果可以直接吃

用果汁代替水果对儿童健康也非常不利，多喝可能造成能量过剩导致超重/肥胖、龋齿等。另外，吃水果时的咀嚼动作是很好的锻炼，有利于牙齿发育，增强面部肌肉力量，锻炼眼球调节功能等。

因此，**水果制品失去了新鲜水果的感官属性、自然香味的特征，维生素等营养素流失较多，所以不能用来代替新鲜水果，只适合在水果不足时吃一点作为补充。**

水果脱水变成果干，营养还剩多少？

许多人认为水果干既保留了新鲜水果的营养，又没有各种添加剂，是名副其实的健康零食。但也有人认为，水果经过脱水后会丢失大量的营养成分，所以制成的果干营养价值并不大。那么脱了水的水果干，营养究竟还剩多少呢？

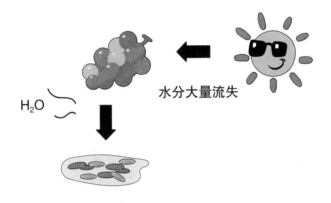

H_2O

水分大量流失

水果中含有水分、维生素、抗氧化物质、碳水化合物、膳食纤维等营养成分，**脱水后确实会丢失一些物质，主要是水溶性维生素（维生素 C 和 B 族维生素）和水，但水果中的糖类物质和钾、钠、镁、锌、硒等营养成分，反而会因为失水而得到高度浓缩。**

· 果皮是水果中膳食纤维含量最高的地方，制成果干后，膳食纤维可以完全不受影响地被保留下来。

· 水果中还存在一些有保健功能的植物化学物质，如花青素、类黄酮、白藜芦醇，这些物质基本不受影响，果干中仍有。

由此看来，果干的营养价值还是挺高的，但要留心糖分较高。

第一部分　蛋白质、脂类和碳水化合物

相比新鲜水果，水果干适合消化不良和胃寒人群食用。新鲜水果中往往含有较为活跃的蛋白酶，也有单宁类物质，可能伤害消化道黏膜，而水果干在制作过程中蛋白酶和单宁酸大量减少，对消化道的刺激也大幅降低。

不过，虽然水果干中的营养流失并不多，但却不能代替新鲜水果，也不能过量食用。

新鲜水果是人体补充维生素C的主要来源，而**水果干中的维生素C几乎为0**，长期用果干代替水果可能使维生素C的摄入减少。**果干中糖分多，能量高，过量食用不利于控制血糖和体重。**

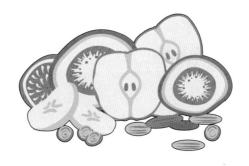

另外，市面上常见的水果干加工方式有传统晾晒、热风干、热风膨化干、真空冷冻干、油炸脱水等，不同工艺对其品质与营养的影响较大。建议选择传统晾晒、热风干、真空冷冻干燥方式制成的果干，不推荐通过油炸脱水制成的果干。

第二部分

维生素、矿物质、水、膳食纤维和其他

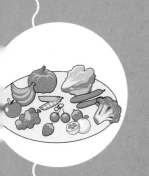

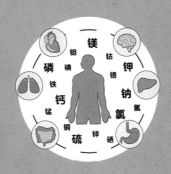

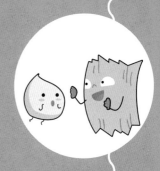

第 **4** 章

维 生 素

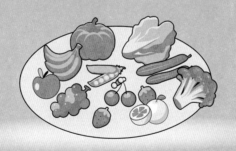

001 维生素是什么？是怎样被发现的？

我们每天吃的各种食物除了为身体提供能量和三大营养素（蛋白质、脂肪、碳水化合物），还含有很多微量营养素，包括维生素和矿物质。

维生素，是人和动物维持正常生理功能而必须从食物中获得的一类营养素。 它虽然不参与构成细胞，也不为身体提供能量，但在人体生长、代谢、发育过程中发挥着重要的调节作用。

维生素的种类很多，大多不能在体内合成，也不能大量储存在人体组织中，必须通过食物频繁地获取。

早在古埃及时期，人们就发现饮食单调容易导致疾病，但究竟是缺乏哪一类营养物质并不清楚。

直到1497年，著名葡萄牙航海家瓦斯科·达.伽马在带领船队航行过程中，发现有100多名水手死于一种奇怪的病：**浑身乏力、食欲减退，继而牙龈出血，逐渐发展成为口鼻流血、浑身出现瘀血点**，用了很多药物也不见好转。这是最早的关于维生素C缺乏病（又称坏血病）的记载。后来科学家们认为**是由于缺乏营养供给，食物里没有维生素C导致人们患上的。**

到了1747年，英国再次出现了1000多名水手死于维生素C缺乏病的事件，病患及死亡人员中并没有船上的首领，全都是一般船员。

苏格兰海军外科医生林特在照顾生病的船员时，观察他们的用餐，发现一般船员的伙食只有面包和腌肉，而船上的船长伙食中有马铃薯、菜芽等。林特医生认为，新鲜果蔬也许可以治疗这种病，后来他们遇上了满载柳橙和柠檬的商船，他就买下了很多水果给患者榨汁喝，效果非常好。

虽然当时并没有分离提取出维生素C，但这是营养学上第一次把膳食中缺乏某种食物和特定疾病联系起来。

1896年，东印度群岛居民长期患脚气病，身体疲乏，下肢肿胀乏力。荷兰军医埃克曼在研究中偶然发现有相似症状的鸡在吃糙米（带褐色谷皮的大米）后，脚气病症状竟然好了。他继续研究，逐步和其他科学家共同发现了这种维生素——硫胺素（维生素B_1），这是人类第一次发现并提纯的维生素。埃克曼也荣获了1929年诺贝尔生理学或医学奖。

在后来的百余年里，关于维生素开展了一股研究热潮，至少有30种不同的化合物被认定是维生素，其中20余种维生素是生物健康必需的。

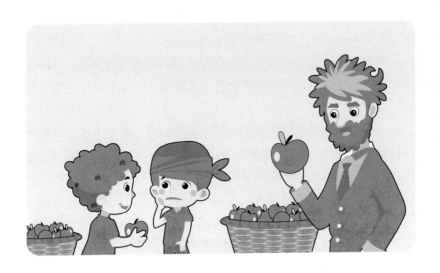

在日常生活中,我们经常听人说到维生素 A、B、C、D、E、K,却没人说起维生素 F、G、H、I、J,它们去哪儿了呢?

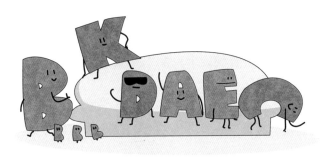

随着科研水平的提高,新维生素不断被发现,于是,国际生化学会和国际营养科学联合会建议用化学命名法统一维生素的名称。**科学界就约定按发现的顺序,以大写英文字母为维生素命名。**如视黄醇被称为维生素 A、钙化醇被称为维生素 D、生育酚被称为维生素 E 等。

其实,**原本是有维生素 F~J 的,但是随着化学的进步和对营养素的细分,这些维生素被重新命名,**或者发现不符合维生素特性,被重新分类,还有的被归类到 B 族维生素里。

在维生素 B_1、B_2 被发现后,B_3 到 B_{17} 陆续问世,B_{12a}、B_{12b}、B_{12c} 等也相继出现。这些出现的新物质,虽然很快被套上了维生素的头衔,但后来被证明有些根本不是维生素,于是被除名了。总之,后来新发现的物质,由于重名或者实质上是混合物的原因,使维生素 B 家族的编号也出现了很多空缺。

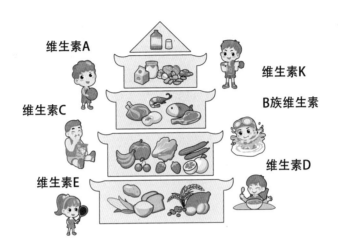

目前，已发现的维生素化学结构不同，生理功能各异，主要分为两大类：**脂溶性维生素和水溶性维生素**。

脂溶性维生素不溶于水，只有溶于油脂中才能被人体吸收利用，包括维生素A、维生素D、维生素E、维生素K。

· 脂溶性维生素比较容易储存在体内（主要在肝脏），不易排出体外（维生素K除外），长期摄入过多会在体内蓄积中毒，若摄入过少，缺乏症状会缓慢出现。

水溶性维生素能够溶解在水中，包括B族维生素（维生素B_1、维生素B_2、烟酸、维生素B_6、叶酸、维生素B_{12}、泛酸、生物素等）和维生素C。

· 水溶性维生素大都易于经尿排出（维生素B_{12}除外），当满足了人体所需之后，多余的会从体内排出，不会蓄积。但摄入过多也可能出现毒性作用，摄入过少，则很快出现缺乏症状。

缺乏维生素的情况很多见，因为人体内基本不能合成维生素，只能从食物中获取，所以**如果饮食不合理就容易出现缺乏症状**。

尤其是水溶性维生素，非常容易流失，还会通过尿液和汗水从体内排出。脂溶性维生素虽然能在体内储存，抗流失力较强，但如果不健康的饮食习惯维持了几年，甚至几十年不变，也会出现很多疾病。日常生活中，维生素缺乏主要有以下几种原因：

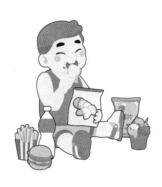

1.膳食供给不足。比如挑食、偏食，以及特殊原因（如生病）导致吃饭不方便。

2.食物运输、储存、加工、烹调过程导致维生素破坏或丢失。比如蔬菜先切后洗、烹调时间过长、油炸和熏烤等。

3.吸收利用率降低。比如老年人胃肠功能降低，对维生素及其他营养素吸收利用降低。

4.需要量相对增加。比如生长发育期儿童、妊娠和哺乳期妇女、疾病恢复期患者等。

维生素到底该不该额外补充?

通常，在人体没有疾病的情况下，每天规律饮食，营养搭配合理，摄入足够种类和数量的食物，一般不需要额外补充维生素。需要提醒的是，**摄入足够种类和数量的食物是指每日摄入食物种类不少于12种，每周不少于25种**。只要不挑食、不偏食，每天吃够主食、肉类、蛋类及蔬菜、水果等食物，基本就能满足人体对于各种维生素的需要。

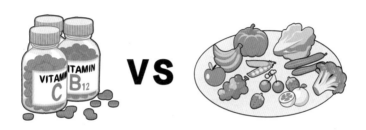

很多人觉得补充点维生素总没有坏处。其实人体对维生素也有最大耐受量，尤其注意，**忌服用过量脂溶性维生素**，过量可能出现毛发干枯、肌肉无力，甚至导致肾功能衰退、溶血性贫血、颅内压增高等症状。虽然，水溶性维生素过量可通过尿液排泄出去，一般不会发生中毒，但是大量服用维生素片可能出现胃肠道不良反应，或诱发胆结石、肾结石等疾病。

对于上述提到的易缺乏人群可以考虑适当服用维生素保健食品，但**对一般人群仍建议从食物中获取维生素，因为食物中的维生素活性高，身体对其利用率也较高。**

第二部分 维生素、矿物质、水、膳食纤维和其他

维生素A的生理功能和食物来源是什么？

主要生理功能：视觉细胞感光物质组成成分，调节细胞生长和分化、维护黏膜及皮肤健康、调节免疫功能、抗氧化等。

缺乏症状：暗适应能力下降，进一步发展成为夜盲症，儿童维生素A缺乏最主要表现是角膜两侧和结膜外侧出现"毕脱斑"；容易感染、皮肤干燥、毛囊角化等。

过多症状：急性中毒——恶心、呕吐、头痛、眩晕、视觉模糊、肌肉失调、嗜睡、厌食等；慢性中毒——食欲降低、脱发、肌肉疼痛僵硬、骨密度减低、肝功能异常、出血、呕吐、昏迷等。孕妇摄入超量会导致胎儿畸形。

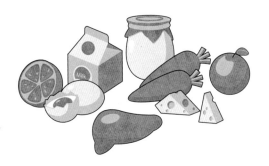

食物来源：动物肝脏（不过动物内脏含胆固醇较高，不建议多吃）、鱼卵、奶及奶制品、禽蛋。深绿色及红、黄、橙色蔬菜水果如胡萝卜、番茄、芥蓝、辣椒、橘子等，它们富含的类胡萝卜素（如 β 胡萝卜素）可以在体内根据需要转换成维生素A。

维生素A是人体必需的一种脂溶性维生素，能够维持人体正常的生长和生殖功能、维持角膜结构和视网膜功能。

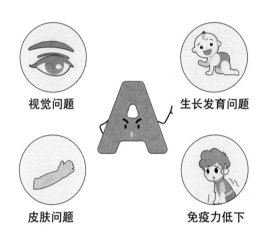

视觉问题　　　　　　　　　　生长发育问题

皮肤问题　　　　　　　　　　免疫力低下

维生素A可以保护视力、促进生长发育、维持皮肤和黏膜健康，保障免疫系统发挥正常功能，提高抗感染和抗肿瘤能力。

维生素A缺乏最突出的症状：

- 暗适应能力下降，出现**眼干燥症、夜盲**等疾病。"天黑后在路灯不亮的地方，会感到明显看不清楚""晚上把房间的灯关掉，在黑暗中过了好一会儿才能看见东西"。
- 肩部、上肢、腿部皮肤出现**毛囊角化**，呈"鸡皮疙瘩"状。
- **免疫力低下**，容易感冒，经常支气管肺炎发作。
- **生长发育迟缓。**

当出现这些缺乏症状时，就要注意及时补充维生素A了。

主要生理功能： 促进小肠对钙的吸收，帮助骨骼钙化，调节血钙平衡，参与身体多种功能调节。

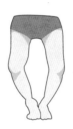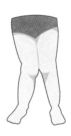

缺乏症状：

· 育龄期妇女或孕妇缺乏维生素D可能影响妊娠结局。

· 幼儿缺少维生素D，可能影响生长发育，发生佝偻病。

· 老年人缺乏则容易骨质疏松、肌肉萎缩，跌倒后易骨折。

· 儿童青少年一旦缺乏钙和维生素D就会出现腿抽筋、盗汗、易患龋齿、容易过敏、睡眠质量差等症状，还可能导致生长发育迟缓、个子矮小、骨软化、骨骼变形（引发佝偻病）等。

过多症状： 食欲缺乏、体重减轻、恶心、呕吐、腹泻、头痛、多尿、烦渴、发热、钙代谢异常、软组织钙化及结石形成，严重者可导致死亡。

食物来源： 海鱼、动物肝脏、蛋黄等动物性食品中，紫外线照射下皮肤可合成。

009　钙和维生素D有怎样的关系？

　　钙是我们体内含量最多的矿物质，占到体重的1.5%~2%，有99%的钙集中在骨骼和牙齿，其余1%分布在软组织、细胞外液和血液中，和骨钙保持着动态平衡。

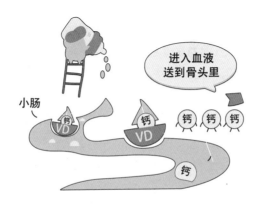

　　从骨骼、牙齿的形成、肌肉收缩、心脏跳动，到大脑的思维活动都离不开钙，**钙参与人体整个生命过程，而维生素D则可以促进身体对钙的吸收和利用**，维生素D还参与生长发育、细胞分化等多种功能的调节，尤其在预防自身免疫性疾病方面发挥着重要作用。

　　因此，钙和维生素D起到维持人体健康的**协同作用**。

第二部分　维生素、矿物质、水、膳食纤维和其他

010　维生素D的补充方式有哪些?

1.多进行户外活动，常晒太阳有利于维生素D的合成。

在紫外线的作用下，皮肤可将"脱氢胆固醇"转化为维生素D。所以，鼓励大家积极进行室外活动，晒太阳是获取维生素D最方便的途径。

· 有人问:"在屋里晒太阳可以补充维生素D吗?"答案是"不可以"。**因为紫外线很难穿透玻璃，所以在屋里隔着窗户晒太阳作用不大。** 另外，由于地区纬度、地形、季节、天气、空气污染和过度防晒等原因造成的维生素D不足也比较常见。

2.其次可以通过食物获取。富含维生素D的食物有深海鱼类和动物肝脏、蛋黄等。

如果是购买保健食品等营养补充剂，要注意使用方法及适合人群，了解禁忌证和副作用，有异常情况及时停止使用。不要以为保健食品都是多多益善的。**维生素D属于脂溶性维生素，不易从身体中代谢出去，吃多了可能引起中毒。** 最好到医院检查是否缺乏某种营养素及缺乏程度，然后由医生指导使用营养补充剂。

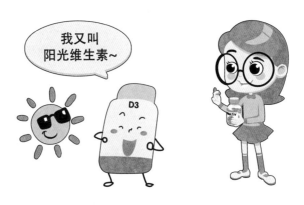

我又叫阳光维生素~

维生素E的生理功能和食物来源是什么？

主要生理功能： 抗氧化、预防衰老、促进生殖系统健康、降低血胆固醇等。

缺乏症状： 溶血性贫血、视网膜退行性病变、肌无力、神经退行性病变、小脑共济失调等。

过多症状： 视觉模糊、恶心、腹泻、维生素K吸收和利用障碍。

食物来源： 植物油、麦胚、坚果、豆类。

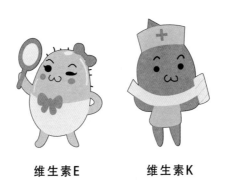

维生素E　　　　　　维生素K

012 维生素K的生理功能和食物来源是什么？

主要生理功能： 合成凝血相关蛋白和骨骼成分。

缺乏症状： 出血。

过多症状： 一般不会引起过量中毒。

食物来源： 深绿色蔬菜。肠道细菌可以合成。

B族维生素大家族各有什么特点?

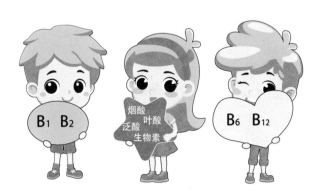

B族维生素是一个总称，包括维生素 B_1、维生素 B_2、维生素 B_6、维生素 B_{12}、烟酸、叶酸、泛酸和生物素。它们都参与体内物质和能量代谢，具有重要的生理功能，因此，被列为一个家族。

B族维生素对免疫力的作用是如何发挥的呢?

1.所有的B族维生素都是代谢反应中所需的辅酶，对免疫系统正常运转至关重要。

2.B家族中的一些成员又通过其他形式来作用于免疫系统。

· 维生素 B_6 可以促进抗体合成。

· 维生素 B_{12} 可以促进维生素 A 在肝中的贮存，增加叶酸的利用率，从而促进红细胞的发育和成熟等。

· 叶酸可以促进红细胞和白细胞增生，增强人体免疫力。

B族维生素的食物来源主要为全谷物、蔬菜水果、动物性食物、豆类、奶类等。

主要生理功能： 能量代谢的辅酶。

缺乏症状： 脚气病，表现为疲乏、淡漠、肌肉酸痛、神经炎、水肿、肌肉无力、心脏功能障碍、心力衰竭等。

过多症状： 一般不会引起过量中毒，短时间内服用推荐摄入量100倍以上的剂量时可能出现头痛、惊厥和心律失常等。

食物来源： 全谷物、豆类、干果、动物内脏、瘦肉、禽蛋等。

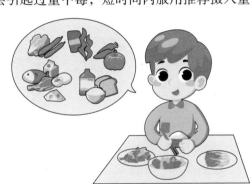

主要生理功能： 参与体内生物氧化和能量代谢、参与体内抗氧化防御系统、提高身体对环境应激的适应能力等。

缺乏症状： 唇炎、口角炎、舌炎、皮炎、阴囊皮炎、角膜血管增生等。

过多症状： 一般不会引起过量中毒。

食物来源： 动物肝脏、肾脏、心脏、奶类、禽蛋、绿色蔬菜、豆类、全谷物等。

第二部分　维生素、矿物质、水、膳食纤维和其他

179

016 烟酸（维生素B₃）的生理功能和食物来源是什么？

主要生理功能： 参与体内物质和能量代谢、降低血胆固醇水平、增加葡萄糖利用及促进葡萄糖转化为脂肪。

烟酸缺乏

皮炎

腹泻

痴呆

缺乏症状： 癞皮病（皮炎、腹泻、痴呆）。

过多症状： 皮肤发红、眼部不适、高尿酸血症、糖耐量异常、肝功能异常等。

食物来源： 动物肝脏、肾脏、瘦肉、鱼肉、全谷物、坚果、奶类、禽蛋等含蛋白质丰富的食物。

017 泛酸（维生素B₅）的生理功能和食物来源是什么？

主要生理功能： 辅酶A的成分，参与能量代谢。

缺乏症状： 易怒、头痛、抑郁、坐立不安、睡眠不良、恶心、呕吐、肌肉痉挛、肌无力、低血糖症等。

过多症状： 摄入过多偶尔可引起腹泻和水潴留。

食物来源： 肉类（尤其是心、肝、肾）、蘑菇、鸡蛋、坚果等。

维生素B$_6$的生理功能和食物来源是什么？

主要生理功能： 参与氨基酸和脂肪代谢、参与造血、促进体内抗体合成、促进烟酸合成、增进维生素B$_{12}$、铁和锌的吸收等。

缺乏症状： 口炎、舌炎、易受刺激、抑郁及神志错乱等。

过多症状： 神经病变。

食物来源： 鸡肉、鱼肉、动物肝脏、豆类、坚果、蛋黄、蔬菜水果等。

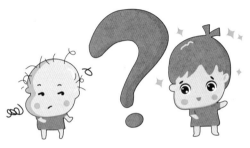

019 生物素（维生素B$_7$）的生理功能和食物来源是什么？

主要生理功能： 参与碳水化合物、脂类、蛋白质和核酸代谢。

缺乏症状： 口腔周围皮炎、脱发、神情沮丧、肌肉痛、神经系统异常。

过多症状： 无报道。

食物来源： 多种食物中含有，肠道细菌可以合成。

020 叶酸的生理功能和食物来源是什么？

主要生理功能： 参与 DNA 合成和新细胞生长。

缺乏症状： 贫血、神经异常，孕妇缺乏会导致胎儿神经管畸形、增加部分癌症的患病风险。

过多症状： 影响锌的吸收导致锌缺乏、使胎儿发育迟缓、掩盖维生素 B_{12} 缺乏等。

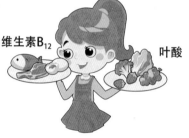

维生素 B_{12}　　　叶酸

食物来源： 动物肝脏、肾脏、蛋类、蔬菜水果、豆类、坚果等，主要来自豆类和蔬菜。

021 维生素 B_{12} 的生理功能和食物来源是什么？

主要生理功能： 促进 DNA 合成和新细胞生长。

缺乏症状： 手脚麻木、疲乏、贫血、神经系统损害、高同型半胱氨酸血症（易引起心血管疾病，并可对脑细胞产生毒性）。

过多症状： 无报道。

食物来源： 主要来源为肉类、动物内脏、鱼、禽及蛋类这些动物性食物，植物性食物中基本不含维生素 B_{12}，但腐乳这种发酵豆制品中含量较多。

022　在日常饮食中该如何补足B族维生素？

1.平衡膳食，通过食物多样性来获得B族维生素的充足摄入。

· 食物多样，每天摄入的食物种类达到至少12种。

· 增加粗粮尤其是全谷物摄入，占到主食量的一半。

· 多吃新鲜的蔬菜水果，每天一斤蔬菜，半斤水果。

· 适量吃鱼、禽、肉、蛋、奶，每天鱼禽肉总量2~3两，一个鸡蛋一杯牛奶。

2.注意，某些富含B族维生素的食物不宜多吃。

· 我们知道，动物内脏中含有丰富的B族维生素，但考虑到动物内脏胆固醇含量太高，还是不建议多吃。

· 富含维生素B_{12}的腐乳含盐量高不宜多吃，但如果能接受腐乳的味道，用它代替食用盐调味是个不错的方法。

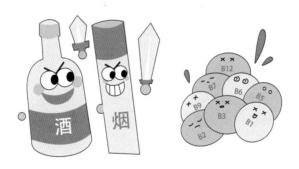

3.调节生活节奏，保持健康的生活方式。

· 用眼过度、压力大、精神紧张，以及吸烟、酗酒都会使B族维生素消耗加大。

· 注意适度放松和休息。

维生素C的生理功能和食物来源是什么？

主要生理功能： 抗氧化、抗衰老、清除自由基、促进胶原蛋白合成、促进铁、钙和叶酸的吸收利用、提高免疫力。

缺乏症状： 坏血病（乏力、食欲减退、全身点状出血、牙龈炎等）、骨质疏松。

过多症状： 腹泻、腹胀，长期过量摄入可增加尿路结石的风险。

食物来源： 维生素C的食物来源——几乎只来自于新鲜的蔬菜水果。

《中国居民膳食营养素参考摄入量（2023）》维生素C的推荐摄入量是每人每天100mg。

· 每天吃蔬菜300~500g，水果200~350g即可满足。

每天一斤蔬菜、半斤水果，餐餐有蔬菜、天天吃水果。

· 首选新鲜的天然果蔬，减少咸菜、炸蔬菜、果汁及果汁饮料、水果干、果脯等果蔬制品的摄入。

维生素C保健品可以偶尔吃，但保健品还是不如新鲜果蔬来得自然，新鲜果蔬还能补充B族维生素、镁、钾、钙、膳食纤维，以及其他有益健康的植物化学物质。另外，新鲜果蔬水分多、能量低，容易带来饱腹感，是减脂塑形的好帮手。

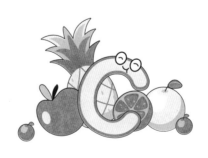

维生素C怎样发挥抗衰老作用?

1.抗氧化作用: 维生素C是一种强抗氧化剂,可以将氧化型谷胱甘肽还原为还原型谷胱甘肽,从而发挥抗衰老作用。

2.促进胶原蛋白合成: 维生素C作为羟基化过程底物和酶的辅助因子,当它不足时,脯氨酸和赖氨酸的羟基化过程就不能正常进行,进而影响胶原蛋白的合成。

3.促进铁、钙以及叶酸的吸收利用: 维生素C可以使难吸收的Fe^{3+}还原成Fe^{2+},促进肠道对铁的吸收,提高肝脏对铁的利用,有助于治疗缺铁性贫血;维生素C还能促进钙和叶酸的吸收利用。

4.促进类固醇代谢: 维生素C可以促进代谢进行,降低血清胆固醇,预防动脉粥样硬化的发生。

5.清除自由基: 维生素C是一种重要的自由基清除剂,通过清除各种自由基发挥抗衰老作用。

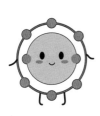
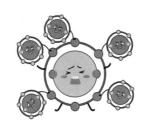

健康细胞　　　　　自由基攻击　　　　（氧化应激）
　　　　　　　　　　细胞　　　　　　　细胞破坏

6.参与合成神经递质: 维生素C可促进大脑神经递质去甲肾上腺素和5-羟色胺的产生。

7.提高免疫力: 维生素C能促进抗体形成,提高身体免疫力。

第二部分 维生素、矿物质、水、膳食纤维和其他

185

怎样才能减少维生素的流失？

很多维生素都有抗氧化作用，这也是它们提高免疫力的机制。不过这个抗氧化作用在食物的储存和烹调过程中很容易流失，尤其是水溶性维生素——维生素C受烹调影响更明显，脂溶性维生素——维生素A、维生素D、维生素E在烹调过程中相对流失较少。

不论是鱼、禽、蛋、肉还是蔬菜、谷类和豆类，油炸都是对食物维生素破坏最为严重的。

那我们在日常生活中该怎样正确储存和烹调食物，才能尽可能多地保留住食物中的维生素呢？

1. 购买果蔬尽量选应季的。有人喜欢买一些比较贵的进口水果，认为它们营养价值更高。其实这些水果漂洋过海经过长时间运输，一些营养素含量会打折扣，特别是维生素C，所以购买果蔬，选择当地、应季、新鲜的就是最好的。

2. 正确储存各类食物。

· 对于蔬菜水果，2~3天内食用的可以放在室内通风阴凉处，天热时建议放到保鲜袋中封好存入冰箱冷藏室，避免水汽，勿靠内壁放置。

· 叶菜类最好现买现吃，香蕉、杧果、榴梿等热带水果不建议冷藏。储存已经切开的果蔬时要用密封的容器。避免反复解冻食物，肉类可切好分装后再冷冻，每次只需取出当天食用的量。

3. 烹调时尽量使用蒸、煮、炖、汆等方式，炒菜时少放油，避免在过高油温下烹饪时间太久。

烹调蔬菜四原则：

（1）**先洗后切**。避免水溶性维生素（维生素C、B族维生素）从切口处过多流失。

（2）**开汤下菜**。无论是焯菜还是水煮，都要等水开了之后再放菜。

（3）**急火快炒**。除外一些需要特殊工艺制备的菜肴还有豆类蔬菜（如四季豆需要充分加热以分解天然毒素），急火快炒可以缩短蔬菜加热时间，最大限度减少对热敏感的水溶性维生素的损失。

（4）**炒好即食**。现吃现做，避免反复加热，既可减少维生素流失，也能减少亚硝酸盐的含量增加。

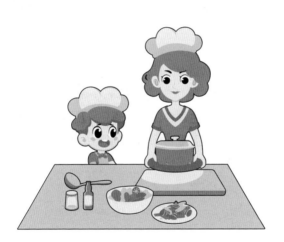

026 维生素与免疫力有怎样的关系？

维生素与人体免疫力息息相关：

· **维生素A**保护视力、促进生长发育，对维持正常免疫功能也具有重要作用，还能提高抗感染和抗肿瘤的能力。

· **B族维生素**是代谢反应所需的辅酶，对维持免疫系统正常运转至关重要。

· **维生素C**促进胶原蛋白合成，抗氧化、清除体内自由基发挥抗衰老作用，还可通过提高人体内其他抗氧化物的水平来增强身体免疫功能。

· **优质蛋白质、维生素D、维生素E，及铁、锌等矿物质**，都对于维持身体免疫防御功能至关重要。

所以我们要做到：

1.规律三餐，不挑食，不偏食。

2.食物多样，主食粗细搭配；适量吃鱼虾等水产品及各种瘦肉，每周吃一两次动物肝脏。

3.多吃新鲜蔬菜水果，不用任何形式的果蔬制品代替。

4.保持每天300mL鲜奶/酸奶或奶制品（奶粉40g或奶酪30g）。

5.少吃各种高油、高盐、高糖的加工零食，尤其是甜点、油炸食品、腌制食品及各种含糖饮料，多喝白开水。

6.保证每天30分钟的户外体育活动（儿童青少年至少1小时）。

前面我们介绍过,维生素C又名"抗坏血酸",是一种水溶性维生素。

抗坏血酸名字里有"酸",从结构看,它也是一种酸性多羟基化合物,那么,是不是越酸的水果中维生素C含量越高呢?

不一定。比如柠檬,柠檬的维生素C含量并不算高,比很多蔬菜要低,而鲜枣不仅不酸还非常甜,它的维生素C含量却是柠檬的10倍。

水果的酸度主要取决于水果中的有机酸含量,如苹果酸、柠檬酸、酒石酸等。另外,酸度还与水果含糖量有关,跟维生素C含量并没有直接的关系。

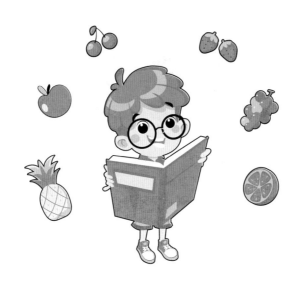

蔬菜和水果的营养有什么不同？

　　蔬菜和水果是我们每日膳食中不可或缺的重要部分，一般来说，蔬菜的品种数量远远多于水果。

　　蔬菜和水果虽然营养成分相差不大，可以被列为一大类食物，但它们毕竟属于不同种类，在营养价值上各有所长。

- **大多数蔬菜，尤其是深色蔬菜，其中的矿物质、维生素、膳食纤维和植物化学物质含量要高于水果。**
- 水果酸甜可口，适合生吃，营养素不会受到烹调因素的破坏，美味、营养又方便。

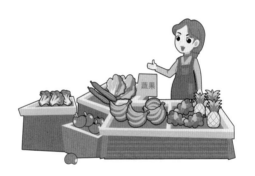

　　因此，**提倡多吃蔬菜，做到餐餐有蔬菜，最好每天吃的蔬菜种类达到5种，**生重300~500g（深色蔬菜占一半，如菠菜、西兰花、紫甘蓝、西红柿、胡萝卜等）。

做自己的营养师：科学饮食，远离误区

大家都知道要多吃果蔬才能有益健康，可偏偏有的孩子不爱吃菜，吃，也勉强只吃自己爱吃的那几种，种类吃得少，量更是不够。一些家长可能会想，孩子不吃菜但爱吃水果，多吃点水果是不是就能弥补了呢？

答案是否定的，水果代替不了蔬菜。

1.营养素的量不同。

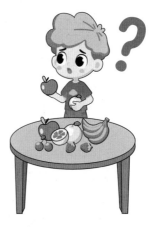

维生素C、β 胡萝卜素、叶酸、钾是蔬菜最具代表性的营养素，且蔬菜能量一般都低于30kcal（125kJ）/100g。多数新鲜水果含水量为85%~90%，还是维生素C、钾、镁和膳食纤维的良好来源，水果中的膳食纤维（果胶）、有机酸和芳香物质含量比蔬菜丰富，但碳水化合物（含糖量）比蔬菜高，一般为5%~30%。

2.大量以水果代替蔬菜会面临健康问题。

· 蔬菜中的糖以多糖为主，进入人体后需逐渐水解成单糖进入血液。

· 水果中的糖多为单糖和双糖，进入人体后稍加消化就会进入血液。

因此，吃水果代替蔬菜不利于控制血糖，还可能造成能量过剩。

3.水果与蔬菜互为补充。

适量吃水果，与蔬菜互补，对身体有好处。所以，我们提倡每天都要吃水果，达到200~350g。

所以，**蔬菜水果的营养价值各有侧重，不能互相代替**。

第二部分　维生素、矿物质、水、膳食纤维和其他

030　果蔬汁能完全代替新鲜的水果蔬菜吗？

不能。虽然果蔬汁中含有果蔬中各种水溶性营养成分，并具有果蔬的芳香成分，其风味接近果蔬原料本身，但是，以果蔬汁代替新鲜水果蔬菜是非常得不偿失的。

1.压榨损失营养成分。

· 损失膳食纤维。

· 有氧压榨，果蔬中宝贵的抗氧化成分可能受到破坏。

· 一些有益的营养素在压榨过程中因不能及时溶出而随果渣被废弃。

· 水溶性维生素也会在压榨过程中有一定程度的挥发。

2.蔬菜中的某些成分不适合榨汁食用。

蔬菜中的一些脂溶性成分，如胡萝卜素、叶黄素、番茄红素，榨汁后依然是不易吸收的，还是以加油炒菜的形式才利于人体吸收这些脂溶性营养素。

3.市售果蔬汁含添加剂。

果蔬原料的含量＞10%即为果蔬汁饮料。市售果蔬汁饮料在生产过程中，一般会被加入糖、酸、香精、色素等食品添加剂，来改善其风味和口感。

· 尤其是糖，因为蔬菜汁（含多糖）是不甜的，所以，为了好喝，果蔬汁糖的添加量普遍较高，**长期大量饮用导致能量过剩可能引起超重肥胖，并增加血糖和血脂负担，危害血管健康。**

因此，果蔬汁不能完全代替新鲜的果蔬摄入。

第 5 章

矿 物 质

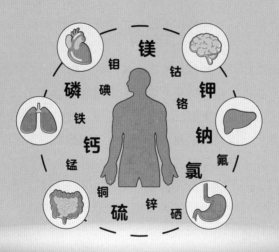

人体必需的矿物质有哪些？

人体组织含有自然界中的各种元素，其中，除了组成有机化合物的元素——碳（C）、氢（H）、氧（O）、氮（N），其他的元素都被称为**矿物质**。根据这些元素在人体的含量不同，又分为**常量元素（宏量元素）和微量元素**。

· 常量元素：体内含量大于人体重0.01%的元素。
– 例如，钙（Ca）、磷（P）、钠（Na）、钾（K）、硫（S）、氯（Cl）、镁（Mg）。

· 微量元素：体内含量小于人体重0.01%的元素。
– 例如，铁（Fe）、锌（Zn）、铜（Cu）、锰（Mn）、钼（Mo）、氟（F）、钴（Co）、碘（I）、硒（Se）、铬（Cr）。

矿物质，有助于维持人体的正常血压、维护体液与电解质平衡，并且在骨骼生长与维持、细胞生长、神经与肌肉传导方面发挥着重要的作用。

矿物质与三大营养素不同（蛋白质、脂质、碳水化合物之间可以在一定条件下相互转化），每种矿物质都是由单个元素组成的，不能在体内被合成。并且，每天都有一定量的矿物质随尿液、粪便、汗液的排出，以及随毛发、指甲、上皮细胞的脱落而流失，女性还可能随月经、哺乳等过程排出体外。

所以，为了满足身体需要，必须不断地从饮食中补充矿物质。矿物质还是唯一可以通过天然水途径获取的营养素。

什么情况下会造成矿物质缺乏或超标？

1. 地壳中矿物质元素分布不均衡，或者某一地区居民具有特殊的饮食习惯。

由于某一地区表层土壤中某种矿物质元素含量过低或过高，使这些地区的居民因为长期摄入这种环境中的食物或饮用水而引起一些症状或疾病。

· 硒缺乏症、克山病（地方性心肌病）。
· 尼罗河三角地区居民因喜食未发酵面包，使面粉中植酸和锌结合成不溶物，抑制了锌的吸收，导致儿童出现锌缺乏症。

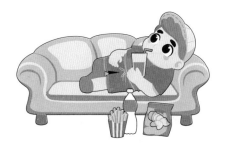

2. 一些自身因素可能造成矿物质缺乏或过量。

挑食、厌食，某些疾病状态导致食物摄入不足或摄入食品种类单调，矿物质供给量不能满足人体需要。

3. 儿童、青少年、孕妇、哺乳女性等特殊群体，或长期排泄功能障碍。

在身体快速增长阶段，或一些特殊群体对矿物质的需求大幅增加时，会发生不足现象。

另外，当身体长期排泄功能障碍时，则可能造成矿物质在体内蓄积，引起急性或慢性毒性作用。

003　钙的生理功能和食物来源是什么？

主要生理功能： 钙构成骨骼和牙齿的成分，维持神经和肌肉活动，是肌肉收缩、神经信号传导、基因表达调控、血液凝固等生命活动所必需的。

缺乏症状： 儿童缺钙可能生长发育受阻、骨骼变形、出牙迟缓等，成人缺乏可能骨质疏松。

过多症状： 便秘、肾结石、高钙血症、肾功能异常等；过多钙也会影响其他矿物质吸收。

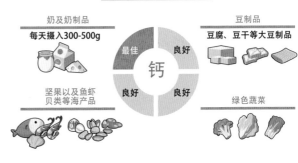

钙的食物来源

奶及奶制品
每天摄入300-500g

豆制品
豆腐、豆干等大豆制品

最佳　良好

钙

坚果以及鱼虾贝类等海产品

良好　良好

绿色蔬菜

食物来源： 奶及奶制品（主要来源）、鱼虾、贝类等水产品、大豆及豆制品（豆浆除外）、深绿色叶菜。

004　磷的生理功能和食物来源是什么？

主要生理功能： 磷主要存在于骨骼和牙齿中，也是细胞膜和核酸的组成成分，参与能量代谢和酸碱平衡调节。

缺乏症状： 肌肉无力、骨痛、骨软化等。

过多症状： 对骨骼产生不良影响，引起非骨组织钙化。

食物来源： 广泛存在于动植物食物中。

　正确的补钙方法你了解吗？

钙是我们体内含量最多的矿物质，占成人体重的1.5%~2%，99%的钙集中在骨骼和牙齿，其余1%分布在软组织、细胞外液和血液中，与骨钙保持着动态平衡。

钙参与人体整个生命过程，骨骼/牙齿的形成、肌肉收缩、心脏跳动，大脑思维等活动都离不开它。

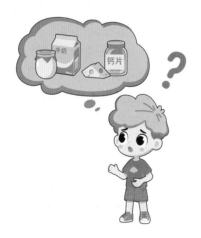

1.多吃富含钙元素的食物。

含钙丰富的食物主要有**奶及奶制品、鱼虾类、豆制品、绿叶蔬菜和坚果**。

2.维生素D可以促进钙的吸收。

富含维生素D的食物，例如，**动物肝脏、蛋黄、海鱼等**。

· 常晒太阳有利于维生素D的合成。当人体皮肤受到阳光或紫外线照射时，可以内源生成有活性的维生素D。所以，每天应多进行户外活动，接触阳光间接补钙的同时锻炼身体。

常见的补钙误区有哪些?

1.喝骨头汤补钙?

骨头里的钙是以磷酸盐形式存在,不容易溶解到汤里。经常喝很浓的骨头汤不仅补不了钙,还会由于脂肪和嘌呤的过量摄入,导致血脂异常、痛风和肥胖等。

骨头汤补钙

豆浆代替牛奶

2.以豆浆代替牛奶补钙?

豆浆确实是一种非常好的饮品,但从钙含量上来说,它却远远比不上牛奶。**豆浆对骨骼的真正好处,在于它可以提供大豆异黄酮这种植物雌激素,减少围绝经期女性的钙流失。**

3.靠吃虾皮补钙?

虾皮含钙量确实很高,30g虾皮的钙含量差不多就相当于300mL牛奶了,**但虾皮里的钙不容易被人体吸收,而且虾皮含盐量非常高**,如果你真的吃上几十克虾皮来补钙,钠的摄入量超标,可能伤害到心脑血管健康,那就得不偿失了。

虾皮补钙

007 钾的生理功能和食物来源是什么？

主要生理功能：调节身体电解质平衡、维持细胞形态、参与神经和肌肉信号传导。

缺乏症状：肌肉无力、心律失常、血糖调节异常。

过多症状：肌肉无力、恶心、呕吐，严重高钾时可能出现心脏骤停。

食物来源：天然食物中均含丰富的钾，特别是新鲜蔬菜水果、肉类和奶制品。

008 镁的生理功能和食物来源是什么？

主要生理功能：作为体内多种酶的激活剂，镁参与了300多种酶促反应，维持骨细胞结构和功能、促进骨骼生长、调节神经肌肉的兴奋性、影响胃肠道功能、调节激素作用等。

缺乏症状：神经肌肉兴奋性亢进、肌肉震颤，严重可致抽搐、精神错乱甚至昏迷。

过多症状：腹泻、脱水，重者嗜睡、肌无力等（从食物中摄取一般不会过量）。

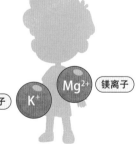

钾离子 K⁺　Mg²⁺ 镁离子

食物来源：绿叶蔬菜、水果、粗粮、水产品、坚果等。

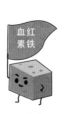
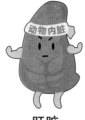
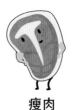

动物血　　　　　肝脏　　　　　瘦肉

主要生理功能：参与构成血红蛋白，维持正常造血功能；作为体内运输氧的交通工具，在氧的运送和组织呼吸过程中发挥着重要作用；参与维持正常的免疫功能。

缺乏症状：烦躁、疲劳乏力、头晕、指甲脆薄、头发枯黄等症状，对儿童青少年来说，会导致生长发育（身体和智力）受阻、注意力不集中、记忆力减退等。

过多症状：可能引起肝脏疾病、心血管疾病。

食物来源：动物肝脏、动物血和各种畜肉（猪、牛、羊肉）。

缺铁有哪些危害？含铁的食物有哪些？

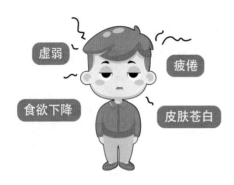

虚弱 疲倦 食欲下降 皮肤苍白

儿童、青少年缺铁表现为：

· 烦躁、对周围事物不感兴趣。

· 身体发育受阻，体力下降。

· 记忆力减退，注意力不集中，学习能力下降。

成人缺铁则表现为：

· 冷漠呆板、疲劳乏力。

· 头晕、心悸。

· 指甲脆薄、反甲、头发枯黄等。

含铁的食物有哪些？

食物中的铁元素按吸收率分为**血红素铁**和**非血红素铁**。

· **血红素铁容易被人体吸收，主要存在于红肉（猪、牛、羊肉）、动物肝脏和血液中**。

· 非血红素铁主要存在于植物性食物中，不容易被人体吸收。

为什么预防缺铁性贫血要多吃蔬菜水果？

预防缺铁性贫血要多吃蔬菜水果，因为蔬菜水果含有丰富的维生素C，**维生素C能提高铁的吸收率，有助于预防贫血。**

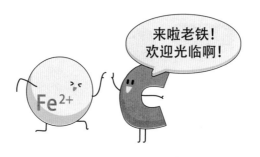

来啦老铁！
欢迎光临啊！

· 维生素C具有较强的还原性和酸性，在胃肠内有利于使食物（尤其是植物性食物）中的铁保持亚铁（Fe^{2+}）的易吸收状态，提高铁的吸收率。

所以，预防缺铁性贫血，不但要增加富铁食物的摄入，同时也要多吃新鲜的蔬菜水果。

另外，还有人认为多吃黑木耳、黑芝麻等也有助于补铁，其实这些食物的补铁效果并不好。

· 黑木耳中的铁属于非血红素铁，吸收率不高。

· 黑芝麻同样，并且黑芝麻不是适宜每天大量摄入的食物。

红枣和菠菜是含铁丰富的食物吗？

铁广泛存在于动物性和植物性食物中，但吸收率相差较大。

· 动物性食物所含血红素铁吸收率较高，尤其是动物肝脏、动物血和各种畜肉（猪、牛、羊肉）。

· 植物性食物中的铁为非血红素铁，需要转化为血红素铁才能被人体吸收，且吸收过程受膳食因素影响较大，因此，吸收率较低。

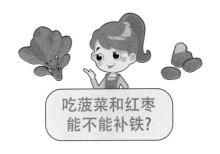

吃菠菜和红枣能不能补铁?

红枣的补铁效果不好。每百克大枣中的铁含量仅约为2mg，还是不易吸收的非血红素铁，但中医营养学认为，红枣补脾胃、益气血、安心神，适量食用有益身体。

菠菜的含铁量在蔬菜里确实算比较高的，同样也是非血红素铁，同样没法和动物性食物比，加之有草酸的干扰，影响铁的吸收，生物利用率较低。

不过，蔬菜水果虽然提供的是不好吸收的非血红素铁，但新鲜蔬菜水果中丰富的维生素C可以促进铁的吸收，因此，要在食物多样的基础上，注意补充那些富含铁的动物性食物。

第二部分　维生素、矿物质、水、膳食纤维和其他

血制品脏，所以鸭血不能吃？

其实，鸭血是一种非常好的补铁食物，每100g含铁量有30.5mg，超过了鸭肝和猪肝的铁含量，而且，鸭血里面脂肪和胆固醇的含量均低于肝脏。

很多人觉得"血管里有垃圾毒素"，所以，血制品很脏。

事实上，血管里并没有垃圾或毒素，有的只是"代谢产物"，这些代谢产物最终会随着血液循环被运送到肝肾去处理。

既然动物肝脏、肾脏都可以放心地吃，那么血制品为什么不能吃呢？

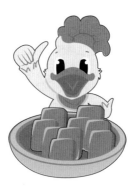

不过为了保障食品安全，**购买时要去正规的商店、超市，并认准包装上的食品生产许可证编号**，品质会更有保障。

做自己的营养师：科学饮食，远离误区

锌的生理功能和食物来源是什么？

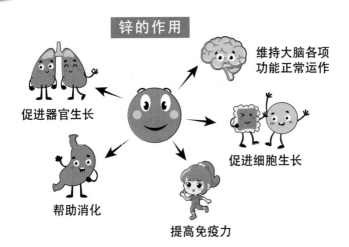

锌的作用

维持大脑各项功能正常运作

促进器官生长

促进细胞生长

帮助消化

提高免疫力

主要生理功能： 组成多种金属酶和酶的激活剂，促进身体免疫功能，促进生长发育，维持细胞膜结构等。

缺乏症状： 出现食欲减退、异食癖、生长发育受限、免疫力降低等症状。

过多症状： 影响铁和铜的吸收、抑制细胞杀伤能力、损害免疫功能。

食物来源： 贝壳类海产品、红肉类、动物内脏、蛋类、豆类、坚果、全谷物等食物。

缺锌的孩子具体有哪些表现呢？

1.食欲差，挑食、偏食，还可能出现咬指甲等行为。

2.抵抗力差，反复感染，容易感冒。

3.儿童锌元素严重缺乏时可能导致生长发育迟缓、第二性征及生殖系统发育推迟等现象，甚至影响智力发育。

第二部分　维生素、矿物质、水、膳食纤维和其他

是不是孩子出现缺锌症状，就需要补锌呢？

答案是否定的。其实，真正锌元素缺乏的孩子很少。

因为，**锌元素存在于许多食物中，每天需要的量又很少，绝大多数孩子只要正常饮食，就不会出现缺锌问题**。只有长期严重偏食、素食、营养不良的孩子才有可能缺锌。

对于不缺锌的孩子来说，额外补充可能造成体内锌过量，引发代谢紊乱，甚至，严重过量对大脑有一定损害。

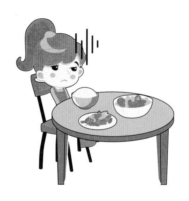

如果孩子平时挑食、偏食或厌食，同时又出现了上述锌缺乏的一些表现，那就有必要去医院检查一下体内锌的水平。常用的检测方法有测头发锌含量和测血清锌含量两种。

由于头发中的锌含量受到很多因素影响，因此，推荐选择测血清锌含量。

· **注意，锌缺乏的诊断并不完全依赖于血清锌的检测，还要结合日常膳食调查情况、临床症状，以及单独用锌剂治疗后的效果进行综合判断。**

确定锌缺乏，我们需要做什么？

对于经医院检查确诊锌缺乏的孩子，可在医生指导下给予硫酸锌糖浆或葡萄糖酸锌等制剂。一般用药时间不超过2个月，最多4个月，并且需要定期随诊复查，一旦正常后应及时停药。

锌元素的有效剂量和中毒剂量相差较小，使用不当容易过量，过量可能诱发缺铁、缺铜、贫血等一系列病症。儿童过量补锌不但起不到促进生长的作用，反而可能引起中毒，影响生长发育。

服用补锌产品需要注意两点：①**不能与牛奶同服**；②**应在饭后服用**。

缺锌不严重时，药补不如食补。

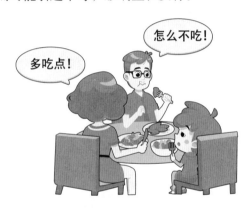

- **富含锌的是贝壳类海产品（牡蛎、生蚝、鲜扇贝等）、瘦畜肉（牛肉、猪肉、羊肉）、动物内脏，干果、谷类胚芽和麦麸也富含锌。** 精细主食类食物和禽蛋类里几乎都没有锌，含锌的蔬菜水果也不多。
  - 动物性食物的含锌量高于植物性食物，且动物蛋白质分解后产生的氨基酸能够促进锌的吸收。

因此，只要养成均衡膳食的好习惯，注重饮食结构合理平衡，粗细杂粮混合搭配，就完全可以从食物中摄取足够的锌。

017 碘的生理功能和食物来源是什么？

主要生理功能：合成甲状腺激素的成分，促进蛋白质合成和神经系统发育，调节生长发育和代谢等。

缺乏症状：甲状腺功能减退、甲状腺肿大，儿童缺碘可能导致智力发育迟缓、呆小症。

过多症状：甲状腺功能减退、甲状腺功能亢进、甲状腺肿大、桥本甲状腺炎等。

食物来源：加碘盐、鱼虾、贝类、海带、海藻等海产品。

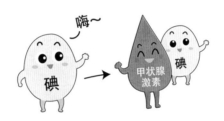

018 硒的生理功能和食物来源是什么？

主要生理功能：抗氧化作用、调节甲状腺激素。

缺乏症状：克山病。

过多症状：指甲和头发易断、皮肤不适、乏力、神经系统异常。

食物来源：海鲜、内脏、肉类、全谷物、土壤中硒含量丰富地区的农作物。

第 **6** 章

水 和 膳 食 纤 维

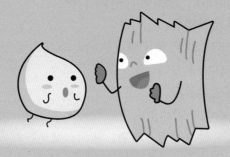

001 水在人体中起到哪些作用？

1. 细胞及器官组成。

水是人类赖以生存、维持基本生命活动的物质，占人体体重的50%~70%，血液含水量高达80％以上，水是细胞及器官的重要组成。

2. 调节体温。

水广泛分布于细胞内外，构成了人体内环境。水参与调节体温，每天25%的代谢产热通过水的蒸发实现，如果在很热的天气中户外活动，而饮水量不足，就会增加中暑的风险。

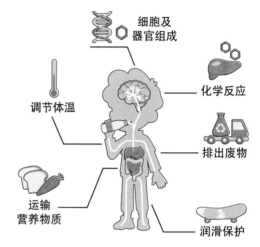

3. 运输营养物质。

人体中营养物质和代谢废物的运输都需要经过血液循环来实现，水是人体内重要的运输工具。

4. 参与化学反应。

水参与有氧呼吸和蛋白质分解的化学反应。另外，水还使人体器官中的乳酸脱氢酶活力增强，从而有效地提高人体的免疫功能。

5. 排出废物。

多喝水可以促进新陈代谢，有利于毒素稀释排出。

6. 润滑、保护。

存在于关节、胸腔、腹腔、胃肠道等部位的水可起到缓冲、润滑、保护的重要作用。

做自己的营养师：科学饮食，远离误区

210

002　如何科学地喝水？

充分而科学地补水才是健康的关键。

1.喝什么。

· **以白开水为主，少喝饮料。**

· 可以喝一些淡茶水，少喝浓茶，
浓茶喝多了会影响身体对
各种营养素的吸收。

· 夏季，煮绿豆汤消暑
解渴。即使是在最
炎热的伏天也要尽
量少喝凉饮料，少
吃冷食。

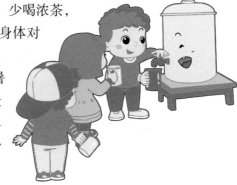

2.喝水时间。

· 早晨起床洗漱后喝一杯温水，早起喝水不仅补水还可以唤醒
胃肠，有助于消化液分泌更加顺畅，还利于排便。

· 饭后不应立即大量喝水，否则会稀释胃酸，不利于消化。

· 睡前喝一小杯水有利于降低血液黏稠度。

3.喝水量。

《中国学龄儿童膳食指南（2022）》建议，温和气候下：

· 轻身体活动水平的6岁儿童每天饮水800mL。

· 7~10岁儿童每天饮水1000mL。

· 11~13岁男生每天饮水1300mL，女生每天饮水1100mL。

· 14~17岁男生每天饮水1400mL，女生每天饮水1200mL。

采用少量多次的方式，学生们每个课间喝100~200mL水，闲暇
时每小时喝100~200mL。喝水速度不应太快。

无糖饮料也不都是真的无糖，要是不含糖怎么很多还是有甜味呢？**虽然没有蔗糖，还是添加了甜味剂。**

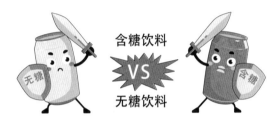

含糖饮料
VS
无糖饮料

1.天然成分替代糖——糖醇类。

它们是糖类经过还原反应而得来的。糖醇在天然食物中就有少量存在。糖醇的甜度低于蔗糖，口味接近天然食物，没有合成甜味剂的苦味。而且糖醇还有一个特点，血糖生成指数低，吸收更慢，不会引起血糖快速上升，所以被广泛用于糖尿病患者食品中。但是糖醇本身能量也不低，吃多了还是可能造成超重肥胖，糖尿病患者也不能因为是无糖就无限量地吃喝，只能作为一个补充，或者说用来解解馋。

2.人工合成甜味剂。

人工合成甜味剂才是几乎不提供能量的，或者叫无热量的，它们甜度很高，添加一点就很甜了，提供的能量可以忽略不计，所以很多就叫"零卡路里"，常见的例如，**糖精、安赛蜜、阿斯巴甜、甜菊糖、三氯蔗糖。**

虽然人工合成甜味剂不会带来过多能量，但仍要尽量少喝，超过了食用剂量范围还是会对人体有一定危害，长期饮用可能带来潜在的健康问题。

做自己的营养师：科学饮食，远离误区

004　无糖饮料的标准是什么？

现在很多年轻人靠奶茶续命，一听说有无糖奶茶就觉得可以无所顾忌地多喝了，殊不知，很多无糖低糖奶茶经检测都是含糖的，而且含糖量并不低。

· **《食品安全国家标准—预包装食品营养标签通则》中关于无糖的要求是含糖量≤0.5g/100g**，但是对于现制饮料还没有普及严格的标准要求，倒不是说无糖奶茶都是假的，很多现制饮料商可能未充分考虑到原辅料是否含糖。

005　无糖饮料，喝还是不喝？

无论是"所谓的"无糖饮料，还是无糖奶茶抑或是碳酸饮料都不建议经常喝。

· **碳酸可能腐蚀牙齿、降低骨密度、消耗体内 B 族维生素**，长期饮用可能引发多种健康问题。

相对于其他无糖饮料，无糖茶饮料还是比较好的。

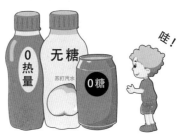

· 茶叶里面的茶多酚和其他一些营养成分具有抗氧化作用，对于心脑血管保健是有一定益处的。

当然，自己沏茶是最好的。

新鲜的水果会提供给人体丰富的营养成分，例如，维生素C、β胡萝卜素、B族维生素，以及矿物质（钙、钾）、膳食纤维，更有丰富的有益健康的植物化学成分，有助于人体抗氧化、抗自由基，提高免疫力，预防恶性肿瘤，还能促进肠道蠕动、改善便秘，并且，对降低血压、血脂等指标保护心脑血管健康都具有重要意义。

· 《中国居民膳食指南（2022）》建议我们每天要吃水果200~350g，也就是半斤左右。

· 记住，一定是新鲜的水果。

· 水果制品的营养远不如新鲜水果，多吃甚至有健康危害。

果汁饮料，一定要少喝，那里面水果的成分非常少，主要就是添加糖和其他添加剂，其实就是有甜味的好喝的水，基本上不具备营养价值。

· 经常喝果汁饮料可能因添加糖摄入过多导致超重/肥胖、龋齿、血糖升高，甚至可能伤害心血管。

· 果葡糖浆，要小心。含糖饮料和各类甜食中添加的果葡糖浆这种甜味剂更应该控制食用。如果长期、大量地摄入可能引发糖尿病、脂肪肝、损害神经（造成神经衰弱、失眠），还可能导致痛风，引发一系列的代谢性疾病，它对人体造成的健康危害要大于果糖。

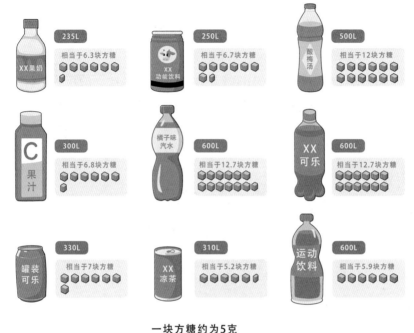

一块方糖约为5克

007 鲜榨果汁为什么也不建议多喝？

1. 损失水果中的膳食纤维。

水溶性维生素在压榨过程中会有不同程度的损失。

2. 糖量易超标。

平时可能吃一个苹果就会有饱腹感，而两三个苹果榨出的果汁我们轻轻松松地喝光，不知不觉就摄入过多的糖了。

3. 草酸给肾脏带来负担。

因为果汁中的草酸进入血液要经过肾脏排出，长期大量地喝果汁，给肾脏带来较大负担。

100%纯果汁真有那么纯吗？

仔细观察那些注明"100%果汁"或"纯果汁"的市售果汁，发现都有很长的保质期，再细看配料表，会发现配料表中就是水、水果浓缩汁，很多商品还有一长串食品添加剂。那么，这样的果汁还算是100%纯果汁吗？

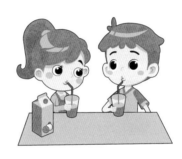

其实，根据国家标准《软饮料分类》，经直接榨取、渗滤或浸提、浓缩还原三种加工工艺获得的果汁，都可以称为100%果汁。

因为，原榨果汁是不宜长期贮存的，出于储存和运输需求，企业多将果汁浓缩后再加上等量的水制成果汁，以如此先浓缩再还原的方式生产，而非直接罐装原榨果汁。这样生产的果汁也可以称为"复原果汁"。

· 100%果汁中会加入一些食品添加剂，如酸、香精、色素等，购买时应加以注意。

所以，100%纯果汁并没有大家想得那么纯那么健康，比不了鲜榨果汁，更比不了新鲜水果。

最好的"水果制品"就是新鲜水果本身，最好的"饮料"就是白开水。

膳食纤维是什么？

近年来，膳食纤维凭借其重要的生理功能，一跃成为继蛋白质、脂肪、碳水化合物，以及维生素、矿物质、水之后的第七大营养素。

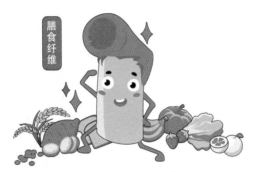

不被人体消化吸收 + 不产生能量

膳食纤维，究竟是什么？

根据化学结构分类，膳食纤维属于多糖，是碳水化合物的一种。

简单讲就是，植物性食物中那些"嚼着费劲""口感粗糙""不好吃"，**且不能被人体消化吸收的成分**，包括：纤维素、半纤维素、木质素、果胶、葡聚糖等。

膳食纤维主要存在于粗粮、全谷物和新鲜的蔬菜水果中。

010　膳食纤维有哪些生理作用？

1.润肠通便。

单就润肠通便这个作用，其实也有好几个原理：

· 肠道中不被消化的不可溶性膳食纤维会吸水，让粪便体积增大、硬度减小，使排便轻松。

· 粗糙的膳食纤维能起到刺激肠道蠕动的作用。

· 膳食纤维可被结肠细菌发酵产生短链脂肪酸和气体刺激肠黏膜，从而促进排便。

膳食纤维
五大
健康益处

降血糖

降血脂

有益
肠道健康

增加
饱腹感

促进排便

2.消化吸收缓慢，有益于控制血糖。

含膳食纤维的食物本身消化吸收比较慢，所以，食物中含有膳食纤维，能减缓小肠对糖的吸收，使餐后血糖不至于快速升高。

3.有益于控制体重和降低血脂。

膳食纤维在胃中吸水膨胀，增加胃内容物体积，可以增加人的饱腹感，还能延缓胃排空速率，有利于减肥过程中减少进食量。膳食纤维本身能量也很低，长期食用有助于控制体重。

膳食纤维有复杂的结构，可以在小肠中与胆汁酸结合，从而减少人体对脂肪的消化吸收，对降低血脂有一定益处。

做自己的营养师：科学饮食，远离误区

多吃膳食纤维有利于预防哪些慢性病？

1. 心血管疾病

饮食中富含膳食纤维，能加速胆汁酸排出体外，降低血液中胆固醇的含量，预防冠状动脉粥样硬化，从而有利于预防心脏病。

2. 2型糖尿病

膳食纤维通过延缓食物的消化速度，延长酶解时间，来降低葡萄糖的吸收率，改善胰岛素抵抗，有效预防餐后血糖快速上升，从而，有助于糖尿病患者控制血糖。

3. 结直肠肿瘤

· 膳食纤维中的低聚糖是肠道益生菌的养分，可以促进某些有益菌群的增殖，如乳酸杆菌和双歧杆菌，而较多的肠道益生菌有助于调节肠道微生态平衡。

· 一些研究显示膳食纤维可以降低结直肠癌的风险。

其实，膳食纤维促进人体正常排便就是对肠道的一种保护。

4. 肥胖

· 膳食纤维自身能量低，还吸收水分增加饱腹感，让人减少食量。

· 延缓小肠对糖分的吸收，使糖以脂肪形式存储速度减慢。

· 促进胃肠道蠕动，提高胃肠的运化能力。

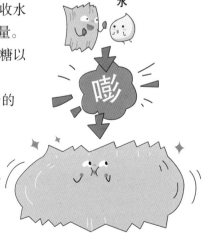

膳食纤维　水

嘭

我们每天到底该吃多少膳食纤维呢？

《中国居民膳食营养素参考摄入量（2023 版）》中每日膳食纤维的适宜摄入量为 25~30g。

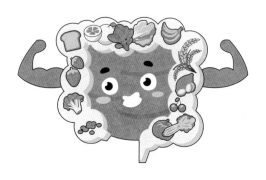

膳食纤维的主要来源是粗粮、全谷物和新鲜的蔬菜水果。

每天保证 100~250g 左右的粗粮，其中包括 50~150g 全谷物、50~100g 薯类。 像一些全麦食物、杂豆、红薯、玉米、山药等都可以作为主食中膳食纤维的良好来源。

蔬菜水果要多吃，每天保证 300~500g 新鲜蔬菜和 200~350g 新鲜水果，可以简单地记做 **"一斤蔬菜半斤水果"。**

尽量减少精加工食物尤其是高油、高盐、高糖零食的摄入。**多吃天然食物，同时多喝白开水，** 让膳食纤维在摄入充足的同时更好地发挥对人体的有益作用。

不过，膳食纤维虽好也不要拼命吃得太多，健康人更没必要服用膳食纤维补充剂，**过多的膳食纤维会影响矿物质尤其是钙、铁、锌、镁的吸收。** 如果影响了这些必需微量元素的摄入，那就得不偿失了。

第7章

其 他

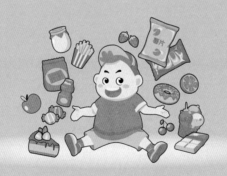

读者朋友们，你们吃零食吗？

你爱吃的零食有哪些？到底该不该吃零食呢？

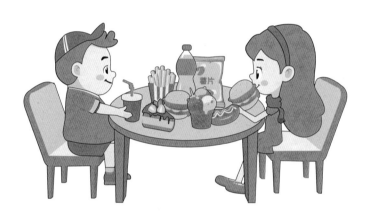

先说说什么是零食。

零食，是指一日三餐以外摄入的所有食物和饮料。

儿童、青少年正处在生长发育的关键时期，对能量和各种营养素的需要量比成年人相对要多——**好的零食，在合适的时间吃适当的量，可以给他们带来必要的营养补充。**

成年人，虽然没有长身体方面的太大需求，但饿的时候拿零食"垫一垫"还是挺有用的。另外，成年人吃零食还能让自己放松一下，缓解压力；增进社交；增加休闲娱乐性等。

无论是孩子还是大人，吃零食都是有讲究的。接下来就和大家讲讲应该如何正确地吃零食。

1.首先，要做到合理选择。

选择干净卫生、营养价值高的食物作为零食，考虑选择**正餐不常包括的食物。**

- · **奶及奶制品**（鲜牛奶、酸奶、奶粉、奶酪，不包括含乳饮料），可提供优质蛋白质和钙。
- · **新鲜水果，**可提供丰富的维生素、矿物质和膳食纤维。
- · **坚果类。**
- · **谷类和薯类，**如全麦面包、麦片、煮红薯等也可作为加餐零食，提供碳水化合物、B族维生素和膳食纤维。

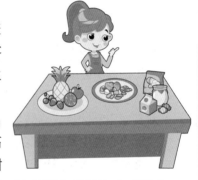

2.不要只凭个人口味和喜好去选。

我们爱吃的零食大多是高油、高盐、高糖的"三高食品"，薯片、甜点、蛋糕、冰激凌、辣条、含糖饮料，这些零食尽量少吃或不吃，不仅能量高，它们的加工制作方式，如油炸、腌制，还可能产生有毒有害物质，另外还有添加剂的问题。

3.不喝或少喝含糖饮料。

一听含糖饮料（330mL）所含能量约为150kcal，一个体重50kg的学生，需要慢跑约30分钟，或大步走75分钟，才能消耗掉这些能量。

多项研究结果表明，增加含糖饮料的摄入会增加学龄儿童肥胖的风险。肥胖不仅带来一系列身体健康风险，还可能使儿童自卑、心理压力大，造成心理健康问题。

003　零食吃多少才算适量？

健康零食也要注意食用量，建议，每天：

· **牛奶300~500mL。**

· **新鲜水果半斤左右。**

· **坚果每天一小把，10g左右。**

关于市售零食，需注意：

1.能量过剩易发胖。

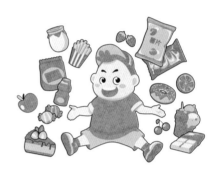

高油、高盐、高糖、高能量的"垃圾食品"，吃多了很容易造成能量过剩，导致发胖。

2.油炸不健康。

油炸零食中，大部分维生素都会遭到破坏。油炸方式，还增加了对健康不利的反式脂肪酸。

3.小心维生素B$_1$缺乏。

市售零食添加糖较多，添加糖在人体内代谢时，需要消耗大量维生素B$_1$，所以，甜食摄入过多可能使维生素B$_1$缺乏，影响视力发育，引发近视等。

4.关注盐分摄入。

高盐、腌制零食可能让盐摄入超标。高盐会威胁心脑血管健康，还影响钙的吸收。

5.龋齿风险。

观察爱吃零食（尤其是糖）的孩子，是不是很多孩子牙齿有"黑洞"？吃过多零食易引起龋齿，一定记得吃后及时漱口或刷牙。

因此，家长们面对这些不健康的零食要谨慎选择，自己和孩子都要尽量少吃。

1.零食不能吃太多。
吃零食，要以不妨碍正餐食欲和食量为原则。

　　零食所提供的营养素远不如正餐提供的全面、均衡。如果因为吃零食影响了一日三餐正常吃饭，就可能造成营养素摄入不全面，影响生长发育。

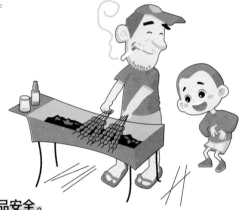

2.关注食品安全。
· 不随意在路边小摊上买东西吃。
· 尽可能不吃或少吃冷饮，夏天也要尽量控制，家长可以在家里多给孩子准备一些绿豆汤、凉白开和新鲜水果。
3.合理安排零食时间。
· 吃零食和吃正餐之间最好相隔两个小时，也就是在两餐之间补充。
· 晚上睡觉前不吃零食。
· 看电视、玩电脑、聊天时尽量少吃零食，因为这时候注意力不在食物上，会不知不觉地吃多。

第二部分　维生素、矿物质、水、膳食纤维和其他

225

妙招1：少买零食。

家里总有零食，我们自然就经常吃，要想让孩子少吃零食，家长就要做到少买或不买，多备一些健康零食供孩子选择。

妙招2：增加饭菜花样。

很多同学爱吃零食是因为正餐吃得少，这就需要家长动动脑筋，尽量把饭菜做得有滋有味，常换花样，这样孩子吃得饱，也就不会经常想着吃零食了。

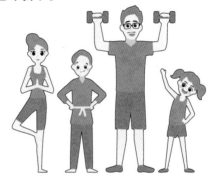

妙招3：家长做榜样。

孩子爱吃零食很多时候和家长爱吃零食有关，大人爱吃，孩子也就跟着吃。所以要想让孩子少吃，家长首先要管住嘴，做孩子的好榜样。

妙招4：增加亲子时间。

无论大人还是孩子，感到无聊了就总想吃点儿啥，这个时候，家长就要转移注意力，抽时间多陪孩子玩儿，或者全家一起运动、读书、外出等，可以增进感情、锻炼身体、愉悦身心，还能减少零食摄入，一举多得。